AF311212

INTRODUCTION

A DES

RECHERCHES PRATIQUES

SUR LES

MALADIES DE L'OREILLE

QUI OCCASIONENT LA SURDITÉ,

ET SUR LE DÉVELOPPEMENT DE L'OUÏE ET DE LA PAROLE CHEZ LES
SOURDS-MUETS QUI EN SONT SUSCEPTIBLES;

PAR LE DOCTEUR DELEAU JEUNE,

MÉDECIN DE L'HOSPICE DES ORPHELINS POUR LES MALADIES
DE L'OREILLE.

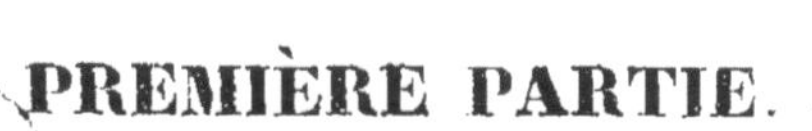

PREMIÈRE PARTIE.

A PARIS,

Chez { Mᵐᵉ HUZARD (NÉE VALLAT LA CHAPELLE), RUE DE
L'ÉPERON, N° 7;
HAUTECOEUR-MARTINET, RUE DU COQ-SAINT-HONORÉ.

NOVEMBRE 1834.

IMPRIMERIE DE Mme HUZARD (née VALLAT LA CHAPELLE),

RUE DE L'ÉPERON, n° 7.

PRÉFACE DE L'AUTEUR.

Les chapitres que l'on va lire sont extraits d'un ouvrage inédit déposé depuis plusieurs années à l'Académie des sciences.

J'avais l'intention de le faire imprimer en entier ; il en était digne. Les questions neuves qui y sont traitées ont été couronnées deux fois par l'Institut.

Mais à peine écrit, déjà il était incomplet ! Une pratique étendue, une assiduité exclusive à l'étude des maladies de l'organe auditif, des essais prudens et souvent répétés , ont, pour ainsi dire, de mois en mois développé mes connaissances thérapeutiques; sous l'influence des faits souvent revus et médités, les doutes sont devenus des certitudes et les questions ont été transformées en préceptes. Cependant ces extraits ne sont pas tout à fait dénués d'intérêt ; ils offrent encore quelque nouveauté aux médecins qui ne s'occupent pas des lésions de l'organe de l'ouïe.

Afin de leur montrer la marche que j'ai suivie dans mes recherches, les succès que j'ai obtenus, les fautes que j'ai pu commettre, je ne changerai rien à ces Mémoires; ils porteront la date de leur dépôt à l'Académie des sciences. Voilà, je crois, la seule introduction qui devait être placée à la tête d'un ouvrage qui, probablement, m'occupera bien des années. Il paraîtra par volumes indépendans les uns des autres et à des époques plus ou moins éloignées, afin d'avoir tout le temps de me livrer aux recherches indispensables à un travail entiérement didactique.

Le titre général est celui qu'on lit sur la première page de ce Recueil.

Le sous-titre du premier volume sera : *Étude des lésions des tissus organiques qui composent l'oreille, pour servir à la classification et aux traitemens des maladies de cet organe.*

Les trois premiers chapitres ont paru, en 1834, dans la *Gazette médicale.*

Le second volume sera un *Traité de l'emploi de*

*l'air atmosphérique dans le diagnostic, le pro-
nostic et le traitement des maladies de l'oreille
moyenne.*

Un premier manuscrit de cet ouvrage a reçu,
en 1852, de l'Institut, un prix d'encouragement
de 4,000 francs.

Un second, que j'écris en ce moment, sera déposé incessamment à la même Académie. Enfin,
les autres volumes porteront des titres en rapport
avec l'intitulé général de l'ouvrage ; ils seront spécialement consacrés à l'instruction de la parole et
à l'éducation de l'ouïe.

TABLE ANALYTIQUE DES MATIÈRES.

1re PARTIE.

— La nature a composé l'organe de l'ouïe de parties solides, d'humeurs et d'air.

— Toute maladie qui nuit à la circulation de l'air dans l'oreille moyenne affaiblit l'organe de l'ouïe.

— La présence du cérumen dans l'oreille externe forme un obstacle aux mouvemens vibratoires habituels de la membrane du tympan, et par suite au déplacement de l'air contenu dans la caisse.

— Expérience à ce sujet.

— Les polypes de la membrane du tympan doivent produire le même effet.

— Effet de la tuméfaction, de l'induration des amygdales sur la trompe d'Eustache.

— Compression du pavillon de la trompe ; ses effets sur les variations de l'ouïe.

— Causes principales du rétrécissement du pavillon de la trompe.

— Je ne m'occupe dans ce mémoire que des affections chroniques de l'oreille moyenne.

— Les douches d'air sont aux affections du conduit d'Eustache et à la caisse ce que le cathétérisme est au canal de l'urètre et à la vessie.

(9)

— Signes de l'otite à l'état chronique et indolore. Bruit muqueux de la caisse.

— Différence de l'otite *sèche* et de l'otite *humide*.

— De la douche d'air lorsqu'il y a perforation de la membrane du tympan.

— Renvoi aux faits pratiques qui confirment ces indications didactiques.

> (Voyez la deuxième partie intitulée : *Extrait d'un ouvrage inédit sur les maladies de l'oreille moyenne qui occasionent la surdité*. Paris, 1830.)

IIᵉ MÉMOIRE.

IIIᵉ MÉMOIRE.

IVᵉ MÉMOIRE.

Ve MÉMOIRE.

PREMIER MÉMOIRE.

CHAPITRE PREMIER.

DES MALADIES QUI NUISENT A LA LIBRE CIRCULATION DE L'AIR DANS L'OREILLE MOYENNE (1).

Avant de faire connaître le procédé que j'emploie pour établir le diagnostic des maladies de l'oreille moyenne, je crois devoir indiquer les affections qui nuisent à l'introduction de l'air dans cette portion de l'organe de l'ouïe que la nature a composée de parties solides, d'humeurs et d'air. Toute lésion qui modifie la vitalité ou la conformation des premières, qui dénature, augmente ou diminue les secondes, ou enfin qui nuit à la libre circulation du fluide qui fait le sujet de ce mémoire, pervertit, affaiblit ou anéantit la sensibilité acoustique. Ces assertions sont prouvées par l'examen suivant.

-----

(1) Déposé à l'Académie des sciences en 1829, et inscrit depuis quatre années pour être lu à l'Académie de médecine.

La présence du cérumen dans le conduit auditif externe détermine la surdité, non seulement en interceptant directement le son, mais aussi en rendant impossibles tous les mouvemens de la membrane du tympan, qui contribuent au déplacement de l'air enfermé dans l'oreille moyenne. J'ai pu me convaincre de l'utilité de ces ébranlemens communiqués à cette cloison en engageant des personnes qui portaient un engouement à introduire le petit doigt dans le conduit auditif et à le retirer subitement, de manière à produire une secousse dans toutes les parois de cette partie de l'oreille. L'ouïe s'améliorait pour quelque temps, ce qui tenait au déplacement de l'air contenu dans la caisse. Afin de m'assurer si ce mieux momentané ne provenait pas d'une autre cause, j'ai porté directement de l'air frais dans la caisse, et j'ai obtenu le même résultat. J'observe qu'il n'y avait pas de rétrécissement de la trompe d'Eustache; le rétablissement complet de l'ouïe, après l'extraction du cérumen, en était une preuve.

Les polypes, les rétrécissemens par phlegmasie chronique du conduit auditif doivent produire les mêmes effets que la présence du cérumen. Mais, comme il est rare que ces affections n'aient pas des rapports avec les parties solides qui composent la caisse, je n'ai pu m'assurer de la justesse des expériences citées plus haut, répétées dans ces genres de lésion de l'oreille externe.

Parmi les causes de surdité due à des maladies des organes qui avoisinent celui de l'audition, il n'en est pas de plus fréquentes que les tuméfactions des amygdales. Ces glandes, devenues le siége de fluxions habituelles, suite de leur contact sans cesse répété avec l'air froid et humide, se tuméfient, écartent les piliers du voile du palais, tiraillent, compriment l'embouchure de la trompe, et nuisent à sa principale fonction, qui est de recevoir une portion de l'air employé à l'acte de la respiration. Cette cause de dureté d'ouïe se rencontre surtout sur les enfans, si sujets aux phlegmasies glandulaires, chez les habitans des grandes villes et des climats humides ; l'Irlande, l'Angleterre et Paris m'en offrent de fréquens exemples.

Que l'augmentation du volume des tonsilles soit due à une inflammation aiguë ou à un engorgement chronique, l'effet produit sur l'orifice de la trompe gutturale est le même, si toutefois la phlegmasie ne se propage pas le long de ce conduit, comme cela arrive si souvent à la suite des angines, de la rougeole, de la variole, etc...; dans ce cas, on conçoit que cette complication rend toujours la surdité plus intense et surtout peu variable.

Lorsque le pavillon de la trompe d'Eustache

n'est que comprimé d'une manière mécanique , favorisée par les mouvemens de la mâchoire , par ceux des muscles qui forment l'isthme du gosier, la sécrétion qui s'opère dans toute l'oreille moyenne peut encore vaincre en partie cette résistance; elle peut s'écouler au dehors et être remplacée par l'air atmosphérique. Si, au contraire, les bords de cette ouverture sont eux-mêmes irrités, tuméfiés, les mucosités séjournent le long du conduit guttural, et alors l'air ne pouvant pénétrer dans la caisse du tambour, on n'observe plus les variations de l'ouïe qui se font remarquer dans les engorgemens simples des tonsilles.

Ce premier pas de l'inflammation vers l'oreille moyenne, qui naît souvent sans être précédée d'une affection des amygdales, ne cause jamais de douleurs ; la surdité peu intense qui en résulte n'incommode pas d'abord la personne qui en est affectée, parce que, dans l'état social où nous vivons, il lui est peu utile d'entendre les bruits et les sons très éloignés ; quant à la parole, il suffit qu'elle la perçoive dans les spectacles pour la tranquilliser sur ce commencement d'infirmité.

On peut comparer la dysécie qui résulte de ce premier degré de rétrécissement de l'orifice de la trompe, à celle que produit le commencement d'engouement de l'oreille externe : l'un et l'autre

cas ne produisent le plus souvent aucun bourdonnement ; ils n'occasionent aucune douleur et ils ne
pervertissent pas l'audition ; mais aussitôt que le
rétrécissement devient assez complet pour empêcher l'air d'arriver dans la caisse , la surdité devient de jour en jour moins variable , et elle atteint
un certain degré d'intensité qui ne laisse plus aucune illusion sur sa réalité.

Les causes du rétrécissement du pavillon de la
trompe proviennent toujours des maladies du
pharynx , telles que les angines , les ulcérations
vénériennes , les phlegmasies scrofuleuses. Les
catarrhes chroniques de la membrane pituitaire ,
qui subsistent souvent des années entières , res-
serrent aussi cet orifice , endurcissent ou bour-
souflent la membrane qui le tapisse et préparent
une surdité qui est toujours longue et difficile à
traiter.

Avant de continuer l'exposé des maladies qui
nuisent à l'introduction de l'air dans la caisse , je
dois prévenir que je ne parlerai que des affections
qui sont passées à l'état chronique ou qui se sont
manifestées d'une manière lente , le plus souvent
sans douleurs et sans se déceler aux personnes qui
en sont atteintes autrement que par l'affaiblissement progressif de l'ouïe.

Reconnaissant toutes pour cause première des

phlegmasies de la muqueuse qui tapisse l'oreille moyenne, on devine qu'il ne serait pas rationnel de sonder, de doucher cet organe quand une inflammation aiguë se manifeste soit spontanément, soit dans le cours ou à la suite des fièvres dites éruptives. D'ailleurs ces opérations n'auraient aucune utilité pour le diagnostic, qui, dans ces cas, est toujours facile à établir, et elles seraient plus dangereuses qu'utiles au traitement. Ces réflexions suffisent sans doute pour faire connaître que les douches d'air sont aux affections du conduit d'Eustache et de la cavité où il se termine, ce que l'opération du cathétérisme est au canal de l'urètre et à la vessie.

Une surdité s'est manifestée graduellement, parce que l'air n'a pu circuler dans l'oreille moyenne; la sonde et les douches d'air en feront connaître la cause, son degré d'intensité, son siége, son état curable ou incurable, de même que le cathéter porté dans l'urètre indiquera l'obstacle qui s'oppose au cours des urines et les indications qu'il présente.

Je passe aux maladies du centre de la trompe gutturale.

On ne peut concevoir une inflammation de ce canal, quelque lente qu'elle soit, qu'elle affecte les glandes sécrétoires ou les vaisseaux sanguins, sans admettre un rétrécissement qui exerce sur la circulation de l'air atmosphérique une influence qui est en raison du degré d'intensité de ce rétrécissement et de la sécrétion muqueuse dont il est souvent accompagné.

Dans les phlegmasies lentes *sanguines* (phlegmasie des capillaires), sans sécrétion apparente, on n'observe souvent aucun autre symptôme que la surdité qui semble se déclarer sans cause connue; elles existent généralement sans être accompagnées de douleurs. Dans le principe de leur origine, l'air pénètre encore dans la caisse du tambour par une expiration forcée, le nez et la bouche étant clos. Cette expérience peut être répétée sans changer l'état de l'audition et sans modifier les bruits ou bourdonnemens qui s'éteignent quelquefois lorsque le rétrécissement de la trompe est complet.

Cet état de choses rend le diagnostic très incertain, surtout si l'on traite un sourd qui rende mal les sensations qu'il éprouve et qui ait oublié, comme il arrive souvent, les causes éloignées de son infirmité. J'ai presque toujours vu cette dysécie attribuée à une lésion nerveuse par des médecins même exercés aux traitemens des affections de l'oreille.

Il n'en est pas de même de l'inflammation de la trompe avec sécrétion; les variations de l'ouïe citées plus haut, opérées, soit naturellement, soit par l'expiration, les divers bourdonnemens ou bruits qui se succèdent ou s'interrompent, le tempérament du consultant et les maladies qui ont précédé, fournissent des renseignemens qui préviennent toute erreur sur le diagnostic et le traitement qui devra être employé.

Cette division des maladies de la trompe d'Eustache est fondée sur des observations recueillies avec le plus grand scrupule et sur des expériences qui ont enfin dissipé ce vague, cette incertitude qui existaient dans le diagnostic et le pronostic des cophoses : on ne dira plus maintenant que le cathétérisme du conduit guttural est peu utile, attendu « *la rareté des maladies de cette portion* » *d'organe ou la difficulté de les traiter;* » au contraire, on sera forcé de reconnaître avec moi que la plupart des causes locales de surdité se manifestent d'abord dans cette partie, pour se propager ensuite dans les cavités et les canaux plus profondément situés, d'où résultent les diverses complications qui m'occuperont principalement dans le recueil de faits pratiques.

La première et la plus ordinaire de ces complications est l'existence simultanée du rétrécissement du pavillon et du conduit d'Eustache; lorsqu'il se déclare, le courant d'air établi dans la

caisse est beaucoup plus tôt intercepté et les variations de l'ouïe sont bien moins fréquentes que
dans l'affection simple de l'une ou de l'autre de
ces parties. Le traitement est aussi plus long ,
moins certain , et demande de la part du chirurgien une dextérité et un tact acquis par une longue
pratique.

Ennemi de toutes conjectures dans un art qui
ne doit admettre que des faits positifs , j'ai douté
long-temps de la possibilité d'une obstruction simple de la trompe gutturale , il a fallu que son existence me fût démontrée d'une manière indubitable
pour changer mon opinion sur la force d'excrétion
de l'oreille moyenne et des parties environnantes
qui concourent à cet acte. Plusieurs guérisons de
surdités anciennes obtenues en une seule séance
par des douches d'air m'ont enfin prouvé qu'il
pouvait exister dans la trompe un corps étranger
qui empêche l'introduction de l'air dans la caisse
du tambour.

De telles obstructions étaient-elles l'effet d'anciennes phlegmasies éteintes ? On est forcé d'admettre cette supposition , car d'où proviendrait
cette cause de surdité , sinon de mucosités épaissies dans la partie la plus étroite de l'oreille
moyenne ?

Dans l'exposé succinct que je viens de faire des

maladies qui nuisent à la libre circulation de l'air
atmosphérique dans la caisse du tambour, on doit
s'étonner de ne pas rencontrer quelques articles
touchant les polypes des arrière-narines, les cica-
trisations, les adhérences et les végétations char-
nues de la membrane muqueuse pituitaire qui se
continue dans l'organe de l'audition. Ces causes de
surdité, admises par tous les auteurs, et qui leur
ont fourni matière à de longs commentaires, se
sont offertes, sans doute, un grand nombre de
fois dans ma pratique; mais comme je n'ai pu
constater leur existence ni par les autopsies ni
par d'autres expériences, je m'abstiens de toutes
conjectures qui n'auraient absolument aucune utilité pratique, et qui, par conséquent, seraient
étrangères à la nature de ce mémoire, et surtout
au but que je veux atteindre par mes écrits. .

Plus heureux dans mes recherches sur les maladies de la caisse, je vais donner l'exposé de celles
qui peuvent être rigoureusement démontrées.

La phlegmasie qui donne lieu à des engorgemens de cette cavité présente deux variétés qui
sont tellement distinctes par leurs symptômes, que
les auteurs en avaient fait deux maladies; l'une
qu'ils nommèrent otite interne, et l'autre engouement catarrhal de l'oreille moyenne. Selon eux,
l'otite, soit aiguë ou chronique, est toujours dou-

loureuse ; l'engouement, au contraire, résultat *de l'asthénie de la membrane muqueuse*, existe sans produire de souffrances. Ces assertions hypothétiques entraînent le praticien dans une fausse route, qui a presque toujours pour conséquence nécessaire la perte plus ou moins complète de l'audition, suite des traitemens qui sont basés sur ces vues si peu physiologiques. Comment, en effet, des tissus organiques aussi sensibles, aussi fragiles que ceux que l'on rencontre dans l'oreille moyenne résisteraient-ils à des injections sulfureuses, acétiques et à des fumigations éthérées ? Ces erreurs sur la thérapeutique des phlegmasies avec sécrétion de la caisse du tambour provenaient du défaut de moyens investigateurs propres à en établir le diagnostic. On tombait dans les mêmes erreurs quand on rencontrait ces phlegmasies lentes, circonscrites, indolores, rendues méconnaissables par leur peu d'acuité, et qui avaient pour résultat une surdité que l'on nommait le plus souvent nerveuse, quoiqu'elle ait entièrement son siége dans le tissu muqueux de l'organe auditif. Mais, enfin, l'examen de cette partie de l'oreille, au moyen des douches d'air, m'a bientôt appris à connaître la nature de ces affections, ainsi que la nouvelle direction que je devais assigner à ma thérapeutique.

Je viens de désigner les maladies qui gênent ou

empêchent totalement l'entrée de l'air dans l'oreille moyenne ; elles dérivent presque toutes, comme nous avons pu le voir, des phlegmasies *sèches ou humines*, ou, autrement dit, des phlegmasies capillaires sanguines ou glandulaires de la muqueuse qui tapisse cette portion de l'organe de l'ouïe. Je vais maintenant indiquer comment on constate leur existence, leur siége, leur degré d'intensité et leur état curable ou incurable en se servant des douches d'air et des sondes dites de gomme élastique.

CHAPITRE II.

DU DIAGNOSTIC DES MALADIES DE L'OREILLE MOYENNE.

Nous avons vu que le premier effet des phlegmasies de l'oreille moyenne est d'empêcher le renouvellement de l'air contenu dans la caisse. J'ai aussi avancé que les surdités plus ou moins intenses qui en résultent sont presque toujours attribuées à des lésions nerveuses, faute de pouvoir constater le lieu et l'intensité de leurs causes prochaines. En effet, les praticiens qui m'ont devancé ne possédaient pour moyen d'investigation directe que l'expérience trop souvent insidieuse qui con-

siste à introduire de l'air à travers la trompe d'Eustache, par des efforts d'expiration, le nez et la
bouche étant clos. Une telle ressource, presque
toujours fondée sur le degré d'intelligence des con-
sultans obligés d'en rendre compte, occasione,
comme on doit le penser, des erreurs qui ne manquent pas d'être nuisibles au traitement. Les uns
confondent la pression ressentie dans le pharynx
avec celle qui doit s'opérer dans l'oreille ; les autres entendent un bruit, un bourdonnement ou
un tintement qu'ils attribuent à l'air qui s'introduit dans la caisse. Enfin, il est des personnes qui
ne donnent aucune réponse ou disent ne rien ressentir, soit qu'elles fassent mal l'expérience,
qu'elles n'éprouvent rien en effet ou qu'elles ne
prêtent qu'une légère attention à leurs sensations.
D'ailleurs, les enfans ne peuvent se livrer à ces
épreuves et encore bien moins donner des renseignemens exacts de leurs effets.

De toutes les difficultés et les incertitudes provenant de ce moyen d'exploration, les dernières qui
ne manquent pas de se rencontrer chez les jeunes
sujets sont, sans contredit, les plus affligeantes.
Leurs parens s'aperçoivent d'une dureté d'ouïe
qui augmente de mois en mois sans en connaître
la cause éloignée ; ils viennent consulter ; le médecin trouve les conduits auditifs, les membranes

du tympan et la gorge en bon état. Bornera-t-il là
son examen ?... dira-t-il que la surdité est incurable sans avoir exploré l'état de la trompe et de la
caisse, ou bien prescrira-t-il des médicamens actifs qui resteront impuissans dans le cas où un
obstacle tout à fait inerte obstruera le conduit guttural ?... Dépourvu de signes commémoratifs, de
symptômes locaux et sympathiques, son embarras
sera extrême ; il craindra de se prononcer ; il ai-
mera mieux conseiller d'attendre les efforts de la
nature. S'il veut suivre les conseils de MM. Saissy
et Itard, qui indiquent, pour établir le diagnostic,
de porter de l'eau tiède dans l'oreille moyenne, il
s'exposera, surtout s'il y a une inflammation chronique, à engendrer une otite intense qui se termi-
nera souvent par suppuration. Un tel accident,
qui entraîne presque toujours la perte totale de
l'ouïe, est assez grave, sans doute, pour faire re-
jeter l'emploi de l'eau dans le diagnostic des lésions
de ce sens ; d'ailleurs, en supposant que les suites
en fussent moins funestes, le moment de l'introduction de ce liquide dans la caisse est tellement
douloureux, qu'il est peu de patiens qui consen-
tissent à s'y soumettre une seconde fois, surtout
lorsqu'ils savent que cette opération n'est pas un
moyen direct de guérison.

Je ne crains pas d'avancer que le peu de progrès que les médecins ont fait dans l'art de traiter les surdités sont dus à leur incertitude dans le diagnostic des causes prochaines de cette infirmité, et dans l'impuissance où ils se trouvaient d'établir leurs pronostics.

Si je lève ces difficultés au moyen de l'air atmosphérique employé sous forme de douches, surtout si une pratique étendue fournit suffisamment de preuves aux assertions que je vais émettre, on ne pourra, je l'espère, révoquer en doute le service que j'aurai rendu aux médecins et plus encore aux infirmes qui viendront réclamer leurs soins.

Tel a été, jusqu'à présent, le but de mes efforts si généreusement secondés par l'Académie des sciences.

Je reconnais l'état physiologique et pathologique de l'oreille moyenne par les douches d'air introduites au moyen d'une sonde de gomme, en appréciant :

1°. La nature des bruits qu'elles déterminent ;

2°. Les lieux où ces bruits se font entendre ;

3°. Les changemens que les douches opèrent dans l'ouïe ;

4°. Leurs effets sur la sensibilité.

Si l'on porte une douche d'air dans une oreille saine, le patient applique aussitôt sa main sur le

pavillon ; il ressent de légers étourdissemens semblables à ceux que détermine une injection d'eau
faite dans les conduits auditifs. Le bruit qu'il entend est si intense , qu'il ne peut s'empêcher d'é-
prouver un léger mouvement de frayeur marqué
par un geste ou un changement d'expression dans
les traits de la face. Si l'opérateur accole son oreille
à celle qu'il douche, ce bruit semble se répéter sur
son tympan ; il en est lui-même légèrement étonné ;
il le compare à celui que produit une cascade ou
une pluie qui tombe avec force dans une forêt.

Si la sonde qui sert de conducteur à l'air est d'un
petit calibre, surtout si elle a été mal engagée , à
ces bruits qui se passent dans la caisse, il s'en joint
un autre qui est produit par les vibrations de l'embouchure de la trompe : on entend distinctement
ce dernier en s'approchant des narines ou mieux
encore en faisant ouvrir la bouche. Je le nomme
bruit du pavillon ; j'appelle le premier *bruit sec
de la caisse.* Après l'opération, l'oreille reste un
peu engourdie, mais sa sensibilité n'est point exal-
tée ; elle remplit ses fonctions comme de cou-
tume.

Lorsqu'il existe une obstruction de l'orifice de la
trompe d'Eustache produite par une compression
qu'exercent les amygdales ou par une tuméfaction
de la membrane qui tapisse cette ouverture, si l'on

parvient à introduire la sonde , le bruit sec de la caisse se fait entendre comme dans une oreille saine ; l'air parcourt toutes les sinuosités de cette portion d'organe, on peut même le suivre jusque dans les cellules mastoïdiennes en appliquant le stéthoscope sur l'apophyse qui porte ce nom. Aussitôt après la douche , l'ouïe se développe et reste assez délicate pendant plusieurs heures , quelquefois même pendant plusieurs jours.

On observe ces mêmes phénomènes quand on parvient à enlever une obstruction de la trompe d'Eustache produite par un corps étranger existant indépendamment de toute maladie de la muqueuse. La seule différence , c'est que l'ouïe ne se perd plus ; une ou deux séances suffisent pour rendre l'oreille sensible à tous les sons. Cet heureux changement est aussi subit que dans le cas d'engouement cérumineux du conduit auditif guéri par une douche d'eau simple.

On n'est pas aussi heureux quand on rencontre un rétrécissement du centre ou de l'extrémité externe de la trompe , suite d'une ancienne inflammation qui quelquefois subsiste encore à l'état chronique.

Quoique la sonde parcoure ce conduit avec assez de facilité dans l'étendue d'un demi-pouce et même de huit à dix lignes, le jet d'air rétrograde aussitôt ; il produit un son *sec* ou *muqueux* qui s'entend, on peut dire, dans le lointain (comparativement au bruit sec de la caisse); il n'a aucune résonnance ; il se confond souvent avec les vibrations du pavillon ; le patient n'en est point étourdi, l'ouïe reste la même jusqu'à ce que, par de nouveaux efforts produits soit par l'extrémité de la sonde, soit par la douche réitérée, un filet léger d'air se fraie un passage jusqu'à la face interne de la membrane du tympan. Il naît alors un nouveau bruit, quelquefois même un son qui semble résonner dans le conduit auditif, ce qui fait dire à l'opéré que le vent s'échappe par cette ouverture externe. Si de jour en jour ces bruits acquièrent une intensité nouvelle et se rapprochent de ceux que fait entendre une oreille saine, le rétablissement de l'ouïe en est la conséquence.

Ce ne sont pas là les seuls signes que me fournit la douche d'air portée dans l'oreille moyenne ; la douleur qu'elle produit quelquefois dans la caisse soit pendant l'opération, soit après, fait connaître que cette cavité est le siége d'une otite qui a pu naître, se développer et passer à l'état chronique, sans faire éprouver la moindre sensation désagréable à la personne qui en est affectée. Si cette maladie existe avec une augmentation de sécrétion qui engoue plus ou moins le tympan, le bruit que l'on

entend ressemble à celui que l'on produit en soufflant dans du blanc d'œuf ou dans une eau très
chargée de mucilage : c'est le bruit *muqueux de
la caisse*. Il varie beaucoup ; tantôt, c'est un gargouillement continu, très intense (qu'on me par-
donne l'expression), d'autres fois il est interrompu ;
enfin il se fait aussi entendre par saccades qui se
succèdent plus ou moins lentement, selon la quantité et la densité des matières qui obstruent l'organe de l'ouïe.

D'après ce que je viens d'exposer, on sera toujours certain de reconnaître une otite interne chronique sans sécrétion (*otite sanguine, otite sèche*)
par les douleurs, les élancemens plus ou moins
vifs que l'air produit en parcourant toutes les cavités de l'oreille moyenne. L'otite muqueuse (*humide, catarrhale*) est aussi quelquefois accompagnée d'un sentiment douloureux, mais son caractère le plus distinctif est de produire, outre le bruit
muqueux, une surdité dont l'intensité varie selon
la quantité et le déplacement des mucosités opéré
par les douches.

Les perforations de la membrane du tympan, qui
ne sont pas toujours visibles, se reconnaissent
aussi par l'intermède de la sonde et de l'air. Lorsqu'elles sont accompagnées de l'obstruction de la
trompe, il est facile d'habituer son oreille à saisir

les bruits de ce conduit , parce qu'on est certain de ne pas les confondre avec ceux de la caisse : ceux-ci ne pouvant exister sans que l'air s'échappe à travers la membrane perforée.

Les observations pratiques qui confirment l'utilité de cette classification et qui démontrent les bons effets de l'air atmosphérique dans le diagnostic et le traitement sont consignées dans un recueil imprimé en 1830, qui a pour titre : *Extrait d'un ouvrage inédit intitulé : Traitement des maladies de l'oreille précédé de quatre rapports à l'Académie des sciences ;* il forme la seconde partie de ces mémoires.

DEUXIÈME MÉMOIRE.

CHAPITRE III.

APPLICATIONS PRATIQUES DES PRÉCEPTES PRÉCÉDENS AUX SOURDS-MUETS DE NAISSANCE, ET QUELQUES MOTS SUR LE CHOIX DES SUJETS QUI DOIVENT ÊTRE MIS EN TRAITEMENT (1).

S'il est des maladies dont les causes prochaines sont plus ou moins cachées, s'il en existe encore qui réclament un traitement préparatoire, explorateur du siége, de la nature, de l'intensité des lésions qui dérangent les fonctions, il faut, sans contredit, mettre au premier rang les affections de naissance ou du bas âge qui occasionent la surdi-mutité.

Mais, avant de rechercher ces causes prochaines, il faut constater l'existence de cette surdité pendant les premiers mois qui suivent la naissance,

(1) Lu à l'Académie des Sciences en 1831.

ce qui n'est pas toujours aussi facile qu'on pourrait le croire.

La vivacité d'un jeune sourd-muet âgé de 4 à
8 mois, son extrême attention à observer des
yeux ce qui se passe autour de lui, la prestesse de
ses mouvemens, ses réponses si bien écrites dans
l'expression de ses traits, en imposent facilement
aux personnes qui n'ont jamais observé des êtres
dans la même position que lui. A 9 mois, ce qui
est encore un nouveau sujet d'illusion, il com-
mence même à articuler des sons ; il apprend sur
les livres de sa mère nourricière le nom *papa*, il y
joint quelquefois celui de *maman*, et il serait ca-
pable d'en imiter d'autres, si, moins empressé à
l'instruire, on suivait une méthode analytique et
surtout si on évitait de lui adresser des phrases com-
posées comme on le fait pour celui qui jouit de la
faculté d'entendre... Quels sujets d'illusions pour
une mère ! son élève est parfait, il possède tous ses
sens ; pour elle, répéter deux mots, c'est parler,
et ce seul indice lui enlève toute crainte de mutisme que n'indiquent cependant que trop un sommeil profond au milieu du bruit, et l'inattention
aux sons vocaux proférés à une certaine distance
derrière ce jeune sujet présumé sourd-muet.

Ces premiers mois d'incertitude sont très préju-
diciables à la recherche de la cause de la surdité et

même au traitement qu'on devra lui opposer par la suite ; car ce laps de temps a fait oublier soit des accidens survenus pendant la grossesse , soit des maladies , des indispositions qui ont suivi la nais-sance, comme un rhume , une coqueluche , une fluxion légère , un coup à la tête , etc.; si de telles causes déterminantes étaient connues dès leur origine , le médecin n'hésiterait pas de pronostiquer une guérison , parce qu'il pourrait souvent prévenir les altérations organiques qui succèdent presque toujours à ces phlegmasies latentes bornées à un tissu , à un organe de peu d'étendue , isolé par position et par sympathie.

Il est donc d'une grande importance de constater l'existence d'une surdité chez les enfans âgés de 3 ou 4 mois. Les parens qui ont des sourds-muets dans leur famille y parviennent sans peine. Ce sont eux qui nous indiquent les signes les plus certains. Tourmentés par la crainte d'être affligés du même malheur, ils observent avec une attention scrupuleuse, non seulement le peu d'empressement que l'enfant apporte à se tourner vers les lieux où l'on fait du bruit, à répondre à la voix de sa nourrice, à sourire aux sons mélodieux d'un instrument, mais ils guettent plutôt encore, et c'est là leur signe certain, le premier mouvement mimique qui lui échappera..... Doué d'une intelli-

gence précoce, ce jeune infirme ne manquera pas
de le faire vers le cinquième mois ; si ce n'est en
employant ses petites mains, c'est avec ses regards
perçans tout brillans d'expression et pensées.....
Voilà les seuls renseignemens que l'on peut espérer.

Il ne faut rien attendre de direct de sa part ; son
extrême jeunesse, son mutisme interdisent toute
question. Il ne rendra aucun compte des expériences exploratrices auxquelles on voudra le soumettre.

Après avoir fait sentir l'urgence de constater
l'existence de l'infirmité qui conduira infaillible-
ment au mutisme, recherchons les signes qui nous feront connaître l'organe ou la portion d'organe malade, et tâchons de nous rendre compte du mode d'action de cet état maladif sur la sensibilité auditive.

On nous présente un enfant : quelle est la cause
de sa surdi-mutité ? Il a des parens sourds-muets,
sa mère a éprouvé une frayeur pendant la gesta-
tion ou un muet s'est offert à ses regards ; l'accouchement a été laborieux ; le produit était faible
et peu développé ; il a bu du mauvais lait ; sa
figure, le cuir chevelu se sont couverts d'une éruption dite laiteuse ; il a éprouvé des convulsions ;
il a fait une chute ; la dentition a été orageuse, etc.

Mais quel a été le mode d'action de ces dérangemens de santé sur l'organe de l'ouïe ? quelles

traces y reste-t-il encore et comment les constater?

Des faits bien observés vont nous servir à démontrer comment on peut y parvenir. Je connais une famille du midi de la France dont chaque génération a donné naissance à un ou deux sourds-muets. Les plus jeunes appartiennent à madame Griolet qui habite Paris. Son fils aîné a été en pension chez moi; son plus jeune est mort à la suite d'une maladie de ventre; j'en ai fait l'autopsie : il était privé des osselets nommés étriers. Voilà une cause héréditaire de surdi-mutité.

Mullener est admise dans l'hospice des Orphelins depuis sa plus tendre jeunesse; on a toujours ignoré l'origine de sa surdi-mutité.

Dussault a apporté en naissant une éruption dartreuse et une cophose complète.

Eugène Lecomte fut le produit d'un accouchement laborieux; je l'avais cru hydrocéphale; à l'âge de 10 mois, il était sourd-muet.

La jeune de La P*** avait perdu une oreille à la suite d'une chute, etc.

Ce nombre de surdi-mutités dues à des causes variées suffit pour nous exercer dans la recherche des lésions de l'organe de l'ouïe et pour établir d'abord une comparaison entre mes moyens explorateurs et les conjectures des médecins qui se sont livrés avant moi à l'étude des maladies de l'oreille. C'est surtout sur ce dernier point que je désire fixer l'attention des personnes chargées de juger mes travaux (les membres de l'Académie des sciences). Voici d'abord les moyens étiologiques proposés par le docteur Itard dans son traité des maladies de l'oreille. Afin de ne pas en altérer le texte, je cite ces propres paroles.

« Les causes de la surdi-mutité ne seront jamais
» que très imparfaitement connues ; et cela , sur-
» tout, par les raisons mêmes qui m'ont fait con-
» fondre , sous ce nom , celle qui date de la nais-
» sance et celle qui survient dans le bas âge, c'est
» à dire l'impossibilité de savoir si l'enfant est né
» sourd ou s'il l'est devenu dans les deux premiè-
» res années de sa vie ; mais lors même que toute
» incertitude est levée sur l'origine de la surdi-
» mutité , il reste à résoudre un problème non
» moins important et plus difficile encore, savoir
» si l'oreille est paralysée ou si ses fonctions sont
» seulement entravées par quelques lésions orga-
» niques, par quelques obstacles matériels, etc. »

Après avoir prouvé que ces obstacles et ces lésions organiques sont les mêmes que celles que l'on observe chez l'adulte, M. Itard renvoie aux généralités, où il traite de l'étiologie de la surdité ; voici ce qu'on y lit :

« Fort souvent, malgré l'investigation dirigée
» par la plus rigoureuse analyse (page 64,
» vol. 2ᵉ), on reste dans l'incertitude sur la cause
» matérielle de la cophose qu'il s'agit de combat-
» tre ; et c'est ici le lieu de tracer la marche ex-
» périmentale qu'il faut suivre dans ces cas em-
» barrassans. Ainsi qu'on le pratique pour éclair-
» cir le diagnostic de la plupart des maladies, on
» cherche à s'assurer si la lésion du sens auditif
» est circonscrite dans l'organe, ou si elle tient à
» quelque disposition morbide d'un des grands
» systèmes. Dans ce dernier cas, on s'attache à
» combattre et à détruire cette cause générale, et
» l'on observe soigneusement ce que la cessation
» ou la diminution de la maladie primitive produit
» sur l'organe de l'ouïe. S'il n'en résulte aucun
» avantage, on se rattache à la supposition de quel-
» que lésion locale; on la cherche dans le voisinage
» ou dans les relations sympathiques de l'organe,
» comme dans l'état des amygdales, le travail de
» la dentition, un catarrhe chronique de la mem-
» brane pituitaire, et l'on traite la surdité en ra-
» menant ces parties à leur état sain. Si ces causes
» n'existent point ou n'existent plus, on est ra-
» mené à conclure que la cause de la surdité est
» dans l'oreille ou dans le cerveau. Des maux de
» tête, des vertiges, et souvent l'affaiblissement

» de la mémoire, annoncent que le siége de la lé-
» sion qui donne lieu au dérangement de l'ouïe
» est dans la tête, et c'est alors le cas des stimu-
» lans dérivatifs, indiqués dans les congestions et
» les irritations de l'encéphale. Enfin, lorsque
» rien n'annonce un état maladif du cerveau
» voyez si le conduit auditif est libre, si la mem-
» brane du tympan est transparente, si la caisse
» ne renferme aucune cause amovible de surdité,
» si les trompes d'Eustache ne sont point obs-
» truées, et si toutes ces parties sont dans l'ordre
» naturel, concluez que la cause de la surdité est
» dans le labyrinthe. Il ne reste plus alors qu'à
» attaquer cette cause par deux espèces d'agens
» curatifs qui embrassent presque toutes les mé-
» dications possibles : les dérivatifs et les stimu-
» lans, etc. »

Rapprochons de ces préceptes généraux d'investigation les exemples de surdi-mutité que j'ai cités,
et voyons comment nous arriverons à connaître la
cause matérielle prochaine de la surdité; comment
constaterons-nous son siége et son étude? Des cinq
individus mentionnés, Dussault est le seul qui
offre une affection concomitante de la surdité;
mais, les dartres guéries, il s'est trouvé aussitôt
dans le cas de ses camarades d'infortune. Chez
tous, on ne remarque aucun état maladif dans les

organes qui avoisinent ceux du sens auditif; les amygdales, la pituitaire sont dans l'état naturel ; aucun traitement n'est encore applicable , et nous restons toujours sans indication. Seulement, nous pouvons conclure, d'après les préceptes donnés, que la cause de la surdité est dans l'oreille ou dans le cerveau. La mémoire est bonne, point de vertiges, point de maux de tête, etc.; arrêtons-nous à l'oreille. Est-ce la trompe, ou la caisse, ou le labyrinthe qui est malade? Nous voilà enfin arrivés par abstraction à la question importante, à celle qui va décider le traitement à suivre. Si le labyrinthe renferme la cause matérielle de la surdité, l'incurabilité est patente. Si, au contraire, c'est l'oreille moyenne, on peut espérer ; il est donc urgent d'établir son diagnostic avec précision. Pour y parvenir , M. Itard et feu Saissy indiquent les injections d'eau portée dans la caisse du tambour. Je ne ferai aucune réflexion sur les conséquences de cet essai : il faut lire les expériences du premier de ces médecins et l'examen que j'en ai fait : il sera facile alors de préjuger l'état dans lequel seraient tombés les organes auditifs des enfans Dussault , Lecomte , Griolet, etc. (1). D'autres

---

(1) Voyez les réfutations des assertions de M. Itard, p. 121, deuxième partie de ces extraits.

médecins (et beaucoup l'ont mis en pratique) proposent de tenter des traitemens explorateurs,
d'employer des remèdes empiriques, qui indique-
ront, par les changemens qu'ils apporteront dans
l'ouïe, la nouvelle marche que l'on aura à suivre.
Mais si on prend ce parti, on est obligé d'employer
de suite des moyens violens qui ne sont pas toujours sans danger, tels que le moxa, les sétons,
les purgatifs drastiques. Je dis violens, car que
pourrait-on espérer d'une médication moins éner-
gique, qui ne serait pas en rapport avec l'ancien-
neté, la gravité de l'affection ? Un praticien instruit sait trop bien que l'appareil auditif affecté
depuis des années dans son centre, dans ses canaux déliés, ne peut être débarrassé d'une maladie
invétérée par des dérivations simples qui touche-
raient à peine la partie qui les recevrait, comme
par exemple des vésicatoires volans, des frictions
irritantes, des vapeurs chaudes, une salivation, etc.

Voyez donc où nous conduiraient encore de tels
essais faits sur nos cinq jeunes sourds : Griolet,
qui vraisemblablement est conformé comme son
frère, n'a pas d'étrier, supporterait des douleurs
atroces, on le verrait couvert de moxas, et un
jour, si on faisait l'ouverture de son corps, en

rencontrant un organe auditif imparfait, que pen-
serait-on de ces traitemens explorateurs?

Voilà quel était l'état de l'étiologie de la surdi-
mutité lorsque je me suis livré à l'étude des maladies du sens de l'ouïe. En lisant mon traité sur
l'emploi de l'air atmosphérique dans les affections
de l'oreille moyenne, et sur lequel MM. Savart et
Magendie ont fait un rapport à l'Académie, on
s'assurera que je possède les moyens d'obtenir les
renseignemens les plus exacts sur l'état sain ou
maladif de cet organe.

Voici une application de ma théorie, qui a été
faite sur les sujets précédemment nommés (1).

Ernest Griolet me fut présenté à l'âge de 7 ans:
sa santé avait toujours été parfaite; l'extérieur
de sa tête, sa gorge, la membrane pituitaire
étaient dans un état sain. Cet enfant ne donnait et ne
donne encore aucun signe d'audition. Il avait subi
plusieurs traitemens. Il fut sondé avec une grande
facilité; l'instrument parcourut la trompe d'Eustache dans l'étendue d'un pouce. L'air, poussé
dans la caisse, y produisit un bruit sec qui re-
tentissait dans toute l'étendue de cette cavité. Ce

---

(1) Voyez dans l'ouvrage cité, chap. 3, intitulé : L'air atmosphérique employé pour établir le diagnostic des maladies
de l'oreille moyenne.

premier essai me fit juger sur-le-champ de l'incurabilité de la surdité.

Mullener, âgée de 17 ans, douée d'une santé
parfaite, se trouvait dans la même position que
Griolet, quant à l'état de l'oreille externe, de l'arrière-bouche et des fosses nasales. Les premières
tentatives faites avec la sonde furent sans résultat
pour l'ouïe : à peine le bec de cet instrument pou-
vait-il pénétrer de trois lignes ; l'air poussé avec
force n'avait pour résultat que de produire des
vibrations de l'orifice de la trompe. Ce premier
signe donna de l'espoir. Les jours suivans, on entendit le bruit se rapprocher de plus en plus de
l'oreille externe ; un petit filet d'air s'échappa enfin
dans la caisse, et l'ouïe commença à naître (1).

Dussault était affecté, outre son éruption dartreuse, d'une phlegmasie chronique de toute l'arrière-bouche. La sonde pénétra sans que j'éprou-
vasse de grandes difficultés pour l'introduire. L'air
fit entendre un bruit muqueux des plus intenses ;
c'était un gargouillement qui avait lieu dans toute
l'étendue de l'oreille moyenne. Le pronostic fut,
comme on le pense bien, très avantageux.

Eugène Leconte avait été menacé d'hydrocé-

---

(1) Voyez l'observation de cette jeune fille, p. 63, dans la
deuxième partie.

phale; on pouvait donc croire que sa surdi-mutité provenait d'une affection du cerveau ou de ses annexes. L'opération du cathétérisme et l'introduction de l'air donnèrent à peu près les mêmes résultats que ceux que nous avons remarqués chez Mullener. Mon pronostic dut être le même; l'ouïe n'est cependant pas, à beaucoup prés, aussi bonne.

Mademoiselle de La P*** avait reçu un coup à la tête étant encore enfant; il en résulta une cophose de l'oreille droite qui fut guérie par l'emploi de la sonde et de l'air.

J'ai cité, à dessein, cinq observations de surdité, dont les causes éloignées sont entièrement différentes. J'ai aussi fait choix d'affections locales variées, afin de mieux faire connaître la bonté de mes moyens d'investigation. Dans le premier cas, nul obstacle ne se rencontre à l'introduction de la sonde. Elle glisse facilement le long du mandrin, l'air indique que la caisse est complétement libre. Ces expériences ne démontrent pas, il est vrai, que l'oreille est privée de l'étrier, comme on peut bien le présumer d'après l'examen du cadavre du frère de Griolet, mais elles prouvent (et cela suffit) que, dans tous les cas semblables, c'est à dire quand l'air circule librement dans toute l'oreille moyenne, on ne doit tenter aucun moyen curatif, du moins tant que la science sera bornée aux connaissances acquises jusqu'à ce jour.

Mullener semblait être dans le même cas ; la sonde seule a démontré le contraire : tout examen extérieur ne pouvait rien apprendre.

Un vice herpétique et une surdité concomitante pouvaient, chez Dussault, faire croire qu'il y avait liaison intime entre les deux maladies ; l'air et la sonde ont prouvé que cette présomption était fondée ; sans les agens explorateurs on serait resté dans le doute.

Chez Lecomte, quel est le médecin qui n'aurait pas cru à l'existence d'une surdi-mutité par lésion de l'encéphale ?

Enfin ne pouvait-on pas présumer qu'il en était de même chez mademoiselle de La P***? Le coup reçu à la tête avait été si violent qu'il en était résulté un état comateux qui s'est prolongé plusieurs jours.

Que l'on compare maintenant mes moyens d'établir le diagnostic des maladies de l'oreille à ceux que M. Itard et feu Saissy ont proposés ; j'engage surtout à en faire l'expérience, mais seulement après un temps d'étude suffisant et une pratique de quelques années. Je passe maintenant aux choix des sujets.

CHAPITRE IV.

DU CHOIX DES SUJETS QUI DOIVENT ÊTRE MIS EN TRAITEMENT.

Dans le choix des sourds-muets qu'on se propose de mettre en traitement, il faut avoir égard :

1°. Au temps que l'on pourra employer pour traiter la maladie de l'oreille, pour éduquer l'ouïe et pour former les organes de la parole à une prononciation distincte;

2°. Au local où ils seront placés et au choix des personnes avec lesquelles ils communiqueront;

3°. A leur âge,

4°. A l'état de leur santé,

5°. Et enfin au degré d'intelligence dont ils sont doués.

Il ne faut pas se le dissimuler, c'est une grande entreprise que de traiter un sourd-muet : que de patience il faut apporter, que d'adresse il faut déployer pour pénétrer au centre de l'organe de l'ouïe, et découvrir, par le tact seul, les changemens que l'on y opère! que d'observations minutieuses il faut recueillir! Tous ces détails, qui se rattachent exclusivement à la sagacité du médecin, sont cependant encore peu pénibles, si on les

4

compare aux entraves que l'on rencontre pendant
le cours du traitement, soit de la part des parens
qui ne peuvent accorder le temps nécessaire, soit
par les locaux que les sujets habitent, soit enfin
par le peu d'empressement que l'on apporte dans
l'emploi de mille petits soins hygiéniques absolument nécessaires au traitement d'un organe aussi
délicat que celui de l'oreille. Ces soins sont indispensables à la réussite du traitement, car, comme
on doit bien le penser, on ne désobstrue pas de petits canaux engorgés ou rétrécis depuis la naissance
sans être obligé de se mettre continuellement en
garde contre le développement d'une sensibilité organique qui, quoique latente, est cependant assez vive, non seulement pour entraver la cure,
mais pour détruire complétement les premiers succès sur lesquels on fondait les plus belles espéran-
ces. Si dans le cours d'une opération de lithotri-
tie, d'une ligature de vaisseaux, ou après une am-
putation, il se déclare une inflammation, une métastase, ces accidens aussi perceptibles au malade
qu'au médecin sont à l'instant combattus, et leurs
suites en général ne sont pas nuisibles aux fonctions de l'organe opéré; mais dans l'oreille, qu'il
y survienne une inflammation légère, sans douleurs, que le malade vaque à ses affaires, qu'il se
livre à ses plaisirs habituels, qu'il néglige le ré-

gime, etc., la maladie que l'on combat se renouvelle, ou se propage dans le labyrinthe, et le sens
auditif est perdu sans ressource.

Ces réflexions suffisent, je pense, pour démontrer avec quelles précautions il faut choisir une
habitation saine, et des personnes intelligentes
pour surveiller les sujets que l'on opère et leur
faire suivre le régime prescrit.

Si l'on ne peut avoir près de soi les individus
assez de temps pour éduquer l'ouïe, c'est à dire
pour mettre ce sens en rapport avec les fonctions
du cerveau, établir ses relations avec les organes
de la parole qui exigent eux-mêmes une série de
soins, il ne faut pas commencer le traitement de
la maladie de l'oreille, car on perdrait entièrement
tout le fruit du traitement le mieux dirigé; j'ai
discuté suffisamment cette question dans plusieurs
mémoires imprimés, j'aurai encore l'occasion d'y
revenir en rapportant l'histoire de mes élèves.

Aussitôt qu'on s'aperçoit qu'un enfant est affecté
de surdité, et surtout si cette infirmité doit le conduire
au mutisme, il faut en rechercher la cause; mais
malheureusement si cette cause réside exclusivement dans le centre de l'organe auditif, on ne peut
guère s'en assurer par la sonde et la douche d'air
avant l'âge de 5 à 6 ans. J'ai cependant rencontré
des enfans assez dociles pour se laisser sonder à

4 ans. L'amour-propre chez ces petits êtres est très précoce; c'est une chose admirable que de les voir prendre une résolution ferme à la vue d'autres enfans déjà habitués à la sonde. Le chatouillement, la douleur même n'ébranlent pas leur courage. Si le bas âge est un obstacle au traitement, un âge trop avancé doit encore plus souvent éloigner les médecins de toute tentative de guérison. Les sourds-muets qui ont passé l'âge de seize ans sont peu aptes à recevoir les bienfaits de l'art chirurgical, car, outre que le temps a aggravé l'affection locale, soit en épaississant les tissus, soit en obstruant complétement l'oreille interne, les organes de la parole ont aussi acquis le terme d'accroissement qui les rend impropres au langage articulé; le cerveau lui-même, qui s'est exercé depuis l'enfance sur les signes mimiques, se prête avec une peine infinie aux relations nouvelles qui doivent occuper la pensée.

L'état de la santé doit aussi être pris en considération. Comment parviendra-t-on à guérir une maladie de la caisse du tambour, si tout le système muqueux, source des affections scrofuleuses, est tombé dans un état maladif permanent? Quel pourra être l'effet des sondes, des douches chez ces jeunes enfans que l'on abreuve d'antiscorbutique, de tisanes amères, etc.?

(53)

Enfin, le médecin ne fera aucune tentative, avant d'avoir apprécié le degré d'intelligence des sujets, car on rencontre souvent des adolescens qui entendent passablement bien la parole, et cependant ils ne parlent pas. A quoi servirait de donner l'ouïe à un degré égal à un sourd-muet qui ne saurait en faire aucun usage. Ne serait-ce pas donner à un individu qui ignorerait l'art d'écrire tous les instrumens nécessaires pour tracer ses pensées? Nous allons avoir occasion de faire sentir toutes ces vérités en relatant l'examen que je fis des jeunes sourds-muets qui sont à l'hospice des Orphelins de Paris.

Lorsque je fus chargé d'examiner ces infortunés, je les rangeai dans l'ordre suivant (1) :

1°. Les sourds-muets adultes jugés impropres à recevoir l'éducation auditive et vocale, quand même ils acquerraient la faculté d'entendre.

2°. Les enfans trop jeunes et ceux qui étaient affectés des maladies graves; on en comptait trois; un portait un anévrysme, le second une teigne qui occupait tout le cuir chevelu, et enfin le troisième avait les yeux très malades, depuis plusieurs années.

____

(1) Voyez mon rapport adressé aux membres de l'administration des hospices de Paris. *Bulletin universel des Sciences*, juillet 1829.

3°. Les muets par défaut d'intelligence plutôt que par la perte totale de l'ouïe : ces individus furent, comme on le pense bien, exclus de tout examen fait au moyen des sondes et des douches d'air.

4°. Enfin, la dernière classe comprenait tous ceux qui devaient être explorés par le cathétérisme de la trompe d'Eustache. Il s'en trouva sept, six filles et un garçon : ce furent les nommés Lefèvre, Courcelle, Chevalier, Laurent, Adélaïde Mullener et enfin Nogaret qui entra à l'hospice quelques jours après mes premières séances de traitement, auxquelles assistèrent MM. Baffos et Kapeler, médecins nommés par l'Administration des hospices pour suivre mes expériences. L'air introduit dans l'oreille moyenne des trois premières parcourut toutes les sinuosités de cette portion d'organe; on entendit distinctement le bruit sec qui a toujours lieu dans l'état sain. Mes expériences se bornèrent à cette épreuve, qui suffit pour prononcer l'incurabilité de ces cophoses congéniales.

Laurent et Adélaïde étaient sujettes aux congestions sanguines vers la tête, l'arrière-bouche se trouvait habituellement dans un état de phlegmasie semi-aiguë; cependant, malgré cet état, la sonde put pénétrer dans les trompes, elle indi-

qua le rétrécissement de ces conduits, et la douche d'air produisit le bruit muqueux de la caisse.

Mullener et Nogaret ne portaient aucune maladie, aucune indisposition apparentes, leur gorge
était en bon état; cependant l'oreille moyenne
avait été le siége d'une ancienne affection, puisque
j'y rencontrai un rétrécissement accompagné
d'obstruction que la sonde et l'air suffirent pour
dissiper; par suite, l'ouïe ne tarda pas à se développer (1).

Cette marche que j'ai suivie dans l'exploration
de mes jeunes orphelins est, je crois, parfaitement
rationnelle : pour les uns, soit à cause de leur
âge, soit parce qu'une maladie grave compromet
l'état général de la santé, l'art chirurgical est im-
puissant, c'est la raison qui proscrit toute tentative de guérison ; pour d'autres, on s'abstient
de leur faire subir un traitement, parce qu'on
ignore le siége et la nature du mal : d'ailleurs,
quand on saurait que le labyrinthe est engorgé,
que les nerfs sont paralysés, quels remèdes em-
ploierait-on? *le galvanisme, les perturbations des
grands organes!* Laissons de telles ressources aux
empiriques.

---

(1) Voyez ces observations dans la deuxième partie.

Mais quand on peut explorer directement l'organe, s'assurer du siége et de la nature de la cause prochaine, quelle confiance on a dans les agens thérapeutiques administrés avec toute l'habileté que donne une longue expérience! Les sourdes-muettes Laurent et Adélaïde ne devaient-elles pas être mises de suite et avec confiance à un régime antiphlogistique secondé par des dérivatifs très actifs, pour préparer l'organe à recevoir la sonde et les douches d'air?

Ce traitement si bien compris et si bien indiqué n'a pu être mis en pratique que pour la seconde de ces jeunes filles; la première souffrait, depuis plusieurs mois, d'un catarrhe pulmonaire qu'elle aggrava jusqu'à la mort par des habitudes vicieuses.

Mullener et Nogaret se trouvèrent dans un cas plus favorable que ces deux dernières; ils n'étaient atteints d'aucune affection aiguë, leur infirmité fut reconnue et céda, on peut dire complétement, à l'emploi seul des douches d'air : voilà donc de nouveaux faits bien constatés qui ne laissent plus aucun doute sur l'efficacité de cet agent que j'ai introduit dans l'art de traiter les maladies de l'oreille.

Pour compléter ce que j'avais à dire ici sur le diagnostic des surdi-mutités, il faut étudier dans mon traité de l'emploi des douches d'air le chap. III, qui traite des recherches sur les causes prochaines de la surdité accidentelle.

TROISIÈME MÉMOIRE.

CHAPITRE V.

GÉNÉRALITÉS SUR LES INDICATIONS THÉRAPEUTIQUES DES AFFECTIONS DE L'OREILLE QUI OCCASIONENT LA SURDITÉ DE NAISSANCE (1).

On pourrait classer l'historique de la thérapeutique de la surdité chez les sourds-muets, en suivant la succession des temps où ont vécu les auteurs qui se sont occupés de ces infortunés. On fixerait deux époques : l'une qui remonterait à l'année 1721 et s'arrêterait à 1810; l'autre comprendrait l'année 1811 et finirait en 1830.

Dans le cours de la première époque, on étudierait les travaux de Camérarius, de Buchner, de Baumer, de Jorisson, de Cooper et de Lebouvyer-Desmortiers.

Dans la seconde, on verrait figurer ceux de MM. Itard, Saissy et Hernandez. Mais cette marche

---

(1) Déposé à l'Académie des sciences en 1831.

exposerait à des redites ; elle entraînerait peut-être aussi à des réflexions peu favorables aux méthodes attribuées aux auteurs qu'on désignerait.

J'ai pensé qu'il valait mieux baser la classification sur les systèmes ou les méthodes de traitement et les diviser en trois classes.

La première classe comprend les traitemens empiriques, la seconde les traitemens explorateurs, et enfin la troisième les traitemens rationnels.

Il a existé, et probablement il existe encore, certains guérisseurs qui traitaient indistinctement tous les sourds-muets par des instillations faites dans les conduits auditifs de compositions aqueuses ou huileuses (1) qui, en général, jouissent des propriétés irritantes. Ces mélanges avaient guéri, disait-on, et cela suffisait pour en justifier l'usage. Engouemens de l'oreille externe, paralysies locales ou provenant de l'encéphale, privation de parties solides ou fluides composant l'organe de l'ouïe, etc., toutes ces causes prochaines de surdité étaient combattues par le même arcane. Pour ne pas tomber dans un excès

---

(1) Voyez surtout le remède de Félix Merle, dont j'ai parlé dans mes lettres insérées dans *le Globe* et dans le *Journal des Sourds-muets* publié par M. Bébian.

contraire en proscrivant totalement de tels remèdes, disons comment ils ont pu, dans certains
cas, être suivis de succès, indiquons par des
exemples la juste confiance qu'ils peuvent inspirer,
et posons des bornes à leur emploi sans dissimuler leurs inconvéniens et le peu d'avantage qu'on
peut en recueillir. L'observation suivante me semble très convenable pour expliquer le résultat de
leur mode d'action.

Madame M*** n'avait jamais joui d'une santé
parfaite; dans son enfance, ses yeux avaient été
le siége d'inflammations. Sa poitrine tomba dans
un état maladif après l'âge qui suit la puberté. Les
couches furent toujours accompagnées d'accidens
inflammatoires et quelquefois suivies de douleurs
rhumatismales; enfin, vers l'âge de quarante ans,
les organes de l'audition furent douloureux; une
surdité s'ensuivit et devint en quelques mois si
intense, que madame M*** fut obligée de se servir
d'un cornet.

Tous les symptômes indiquaient une phlegmasie de la caisse du tambour : fut-elle méconnue, le
traitement fut-il bien dirigé, ou la maladie ne put-
elle être arrêtée dans ses progrès? je l'ignore : ce
que je sais, c'est que l'inflammation parut bientôt au dehors; une suppuration épaisse se manifesta dans les conduits auditifs, la membrane

du tympan s'ulcéra, et quand elle fut percée, la caisse du tambour se dégorgea, et l'ouïe redevint, non pas fine, mais assez bonne pour percevoir la conversation sans le secours d'instrument acousti-que : voilà l'histoire des heureux effets des remèdes qui enflamment et ulcèrent les parois des conduits auditifs. Admettez qu'un jeune sourd-muet porte depuis sa naissance une phlegmasie chronique de la caisse, compliquée d'un engouement complet : cette inflammation s'éteint ou elle n'est pas assez vive pour accumuler la sécrétion des matières mor-bifiques et rupturer la membrane du tympan. Tout reste en apparence *in statu quo* jusqu'au moment du développement d'une violente irritation excitée dans le conduit auditif. Cette maladie, pro-voquée par l'art, peut avoir pour terme la perfo-ration de la membrane du tympan, opérée par ul-cération, ou elle réveille la phlegmasie chronique de la caisse et provoque une nouvelle accumula-tion purulente qui occasione une rupture, comme nous l'avons observé chez la malade dont j'ai tracé l'histoire : si cette perforation persiste, l'ouïe reste passablement bonne; si elle s'oblitère, la surdité se renouvelle (1).

---

(1) On me fera observer que les suppuratifs du conduit

Ces explications, basées sur plusieurs faits que je possède, indiquent dans quels cas on peut employer ces remèdes, administrés d'une manière empirique par les médecins qui m'ont précédé dans la carrière que j'ai embrassée. Cependant je ne prétends pas, malgré mon expérience raisonnée, préconiser leur usage, car rien n'est moins sûr que leurs effets, qui ne sont pas toujours sans danger, puisqu'ils s'étendent quelquefois aux membranes du cerveau. D'ailleurs nous possédons des opérations qui peuvent les remplacer, ne serait-ce que la perforation de la membrane du tympan faite au moyen de l'instrument tranchant (1).

En tête des remèdes empiriques par excellence, je place l'électricité et le galvanisme, dont je n'ai jamais pu comprendre les bons effets dans les maladies de l'oreille. J'ai lu bien des fois l'exposé des travaux de Grapengiesser, de Lebouvyer-Desmortiers; j'ai parcouru les essais faits par Saissy et d'autres médecins modernes, qui travaillent en-

---

auditif peuvent aussi agir comme dérivatifs et enlever la *phlegmasie* de la caisse ? Oui, mais seulement dans les otites récentes.

(1) Pour plus de détails sur les remèdes empiriques, il faut lire les pages 455 à 460 du deuxième volume du *Traité* de M. le docteur Itard.

core aujourd'hui avec une ardeur incroyable ; eh bien ! je n'ai encore pu apercevoir le moindre rapport entre les causes prochaines des surdités et l'action de ces agens impondérables : ils raniment la sensibilité nerveuse qui s'éteint, je veux bien le croire ; mais qu'est-ce qu'une surdité par asthénie, qui est susceptible de guérison par stimulation électrique ? Je n'en connais pas, j'avoue même que je ne comprends pas ce qu'on entend par paralysie du nerf acoustique, qui peut, dit-on, survenir chez un enfant doué d'une santé parfaite. D'autres médecins peuvent bien la supposer, mais non la démontrer : aussi l'insuccès est, en général, la conséquence de tous leurs essais empiriques.

Faut-il dire un mot du magnétisme animal? Il me suffira, je crois, de renvoyer à l'ouvrage de Fabre d'Olivet (1) : il est le seul qui ait opéré des prodiges.

Je comprends dans la classe des traitemens que je nomme explorateurs tous ceux que l'on met en pratique, sans connaître la lésion immédiate, prochaine, qui cause la surdité : leur emploi semble seulement justifié par leur rapport avec les causes éloignées des surdi-mutités. Un écoulement purulent, une éruption du cuir chevelu, des dartres

---

(1) *Notions sur le sens de l'ouïe.* Montpellier, 1819.

ont – ils été supprimés chez un enfant pendant les premiers mois de l'existence? observe-t-on tous les symptômes d'une maladie scrofuleuse? De suite les médecins prescrivent des sétons, des cautères, des prétendus dépuratifs, des purgatifs plus ou moins violens ou des toniques antiscrofuleux. A l'aide des perturbations que ces remèdes opèrent dans l'économie, non seulement ils espèrent neutraliser l'action de ces maladies sur l'oreille, mais se flattent même de rappeler le sens de l'ouïe éteint depuis la naissance, et cela sans se rendre compte des lésions locales, causes matérielles, prochaines, des surdités.

Ces médications, avouées en général par tous les médecins, quoique peu propres à satisfaire un esprit juste, n'ont pas eu jusqu'à ce jour plus de succès que les remèdes empiriques. Faut-il s'en étonner? non; car en supposant même qu'une maladie inflammatoire de la caisse, occasionée par une ancienne sécrétion brusquement tarie, doive céder à l'emploi des purgatifs réitérés, on arrivera rarement au but qu'on se propose d'atteindre, parce qu'on ne possédera aucun guide qui fixera la force, la quantité de ces évacuans, et qui indiquera qu'il y a amélioration dans la lésion de l'organe qu'on n'a pas exploré; on marche en aveugle et on cesse l'emploi du remède quand, peut-être, il commençait à opérer. Dans d'autres cas, au contraire, on en fait un abus, on altère des organes, on ruine la santé en voulant rétablir la fonction auditive, anéantie par une destruction plus ou moins profonde de l'instrument acoustique. J'évite de citer nombre d'observations d'enfans martyrisés par des médecins qui suivent cette pratique problématique et insidieuse. Il suffit de dire que ces réflexions générales trouvent leur application dans toutes les monographies anciennes qui traitent de la surdité, et dans quelques ouvrages modernes que je m'abstiens de citer par égard pour leurs auteurs.

J'arrive aux traitemens rationnels, c'est à dire à ceux dont l'usage est basé sur la connaissance exacte de la cause prochaine de la surdi-mutité.

Les médicamens dérivatifs externes et internes pourraient se ranger dans cette troisième division, si, après avoir établi le diagnostic de la maladie, le médecin jugeait que leur action fût suffisante pour en opérer la guérison; mais c'est ce que je crois impossible : des obstructions passives que l'on rencontre au centre de l'appareil auditif, des épaississemens de membranes et des rétrécissemens qui datent de plusieurs années ne pourront jamais disparaître sous l'influence de ces médications, soit générales, soit locales, qui n'ont que des effets éloignés et qui n'agissent qu'en modifiant la vie des organes. Il faut, quand les lésions sont devenues passives, c'est à dire quand elles n'ont plus de rapports avec l'état général de la santé, quand leur action est épuisée, qu'elle est nulle sur la sensibilité organique, sur la circulation capillaire et sur les sécrétions folliculaires; il faut, dis-je, opérer sur le siége même du mal, le détruire, ou, si la chose est impossible, trouver des ressources dans la partie de l'art chirurgical qui a pour objet d'ajouter ou de suppléer par une lésion artificielle aux portions d'organes que l'on juge ne plus pouvoir reprendre leurs fonctions habituelles.

Dans ce dernier cas, on procède à la perforation de la membrane du tympan : je ne parlerai pas ici de cette opération; j'ai dit ce que j'en pense dans plusieurs brochures publiées les années précédentes.

Pour opérer sur l'organe malade, il faut avoir constaté que la maladie est située dans l'oreille moyenne : c'est alors qu'on peut entreprendre le traitement rationnel, le seul peut-être qui puisse recevoir cette dénomination important avec elle la connaissance parfaite des rapports intimes qui doivent exister non seulement entre le remède, la nature et le siége de la maladie, mais plus encore avec la sensibilité des tissus mis en contact avec nos instrumens.

Ces instrumens sont des sondes d'argent et de gomme élastique, que l'on emploie à transmettre des remèdes liquides ou gazeux dans la partie de la trompe d'Eustache, qu'elles ne peuvent parcourir, et dans la caisse du tambour.

Les sondes d'argent sont très employées depuis la publication des travaux de M. Itard. Quoique conduites par une main exercée, elles sont cependant très douloureuses, et, une fois en place, à peine ose-t-on les toucher, parce que tous les mouvemens qu'on leur communique se répétent à l'extrémité engagée dans la trompe. Leur présence dans ces canaux déliés provoque l'excitation de la sensibilité locale, détermine la contraction des muscles du pharynx et des tiraillemens de toute la partie traversée par ces instrumens métalliques.

Ces sondes ont, en outre, l'inconvénient de ne pouvoir pénétrer que dans l'étendue de deux ou trois lignes au plus. Pour arriver dans la caisse, l'eau qu'elles servent à transmettre doit donc parcourir un espace de dix-huit à vingt lignes, lever elle-même les obstacles qui obstruent la trompe d'Eustache et l'élargir si elle est rétrécie. Tant d'effets ne peuvent être produits sur des surfaces déjà excitées par la maladie et par la sonde elle-même, sans déterminer une inflammation aiguë qui, dès le lendemain de la première opération, empêche de se livrer aux opérations minutieuses du cathétérisme.

L'eau elle-même, n'arriverait-elle que goutte à goutte dans l'oreille moyenne, a l'inconvénient de provoquer un catarrhe, qui ne manque pas, si on persiste dans l'emploi des douches aqueuses, de passer à l'état aigu le plus intense, et détermine les nombreux accidens décrits par M. le docteur Itard dans ses rapports à l'administration de l'établissement des sourds-muets.

Les sondes de gomme sont loin de participer aux inconvéniens de celles qui sont en métal ; elles jouissent de beaucoup de flexibilité ; elles se ramollissent à la chaleur, ce qui en rend le contact très doux, leur donne la facilité de glisser sur le mandrin, de s'introduire dans l'étendue d'un pouce à un pouce et demi, et toujours dans la direction de la trompe d'Eustache ; elles frottent légèrement la muqueuse sans la froisser ; si cette membrane est épaissie, elles élargissent doucement le conduit ; enfin, si elles rencontrent un engouement, elles le traversent et préparent une voie déjà libre en partie à la douche liquide ou gazeuse qu'on se propose d'employer.

Pour exécuter ce dernier temps de l'opération,

j'ai adopté, comme on le sait, depuis plusieurs années, l'air préférablement à l'eau. J'ai suffisamment démontré quelles sont les causes de cette préférence dans mon *Traité sur l'emploi des douches d'air* et dans mes *Réfutations des rapports de M. Itard ;* on peut comparer et juger ; cependant, comme on ne peut jamais apporter trop de preuves à l'appui d'une opinion, je vais exposer de nouvelles observations de guérisons de surdité prises d'abord parmi les personnes devenues sourdes dans un âge avancé. Je parlerai des surdités de naissance dans les deux derniers Mémoires.

CHAPITRE VI.

APPLICATIONS PRATIQUES DES PRÉCEPTES PRÉCÉDENS.

PREMIÈRE DIVISION.

Engouemens et rétrécissemens simples de l'oreille moyenne.

Première observation.

M. S***, de Boulogne-sur-Mer, me fut présenté par le docteur Macloughlin, son ami, dans le courant de l'été de 1829. Il avait éprouvé des coryzas violens, et, par suite, quelques céphalalgies et une surdité assez intense. Cette infirmité était accompagnée de bourdonnemens continuels. M. S*** fut sondé avec assez de facilité. Le premier jour, l'air n'arriva pas franchement dans la caisse ; le second jour, il y pénétra : aussitôt l'ouïe s'améliora d'une manière si notable que j'eus la preuve que la trompe d'Eustache seule était lésée ; la caisse ne participait en rien à la dureté de l'ouïe. Huit jours de traitement par les douches d'air suffirent pour rétablir la faculté d'entendre.

Les seules précautions que prit M. S*** pour empêcher une rechute furent de prévenir les coryzas et de faire de temps en temps une expiration forcée, la bouche et le nez étant fermés.

Deuxième observation.

Loizot, âgé de 19 ans, tapissier, fut pris, dans le commencement de l'année 1829, de coryzas qui s'accompagnèrent d'une pesanteur ressentie dans l'oreille droite et dans tout le côté de la tête ; ces malaises n'avaient été précédés d'aucune douleur aiguë ; il n'y avait aucun bourdonnement. La surdité était telle que le battement d'une montre n'était pas perçu à plus de quatre pouces du pavillon.

Le 18 mai, la sonde fut introduite ; elle glissa facilement le long de la trompe d'Eustache ; elle ne produisit aucune douleur ; l'air poussé avec la pompe à compression arriva dans la caisse, en remuant un amas de mucosités que l'on entendait bruire en approchant l'oreille de celle du patient.

Après cette première opération, il put éloigner la montre à sept pouces. Le lendemain, il l'éloigna à un pied et demi. De jour en jour, le bruit muqueux de la caisse se dissipa, et enfin, au bout de dix jours de douches, la surdité avait entièrement disparu.

Troisième observation.

Franquet, âgé de 15 ans, de l'Hospice des Orphelins, avait reçu un coup à la jambe à la suite duquel il s'était établi une suppuration qui durait depuis plusieurs mois. Cette excrétion morbide se guérit vers la fin de l'année 1829 ; une surdité lui succéda ; d'abord elle se manifesta dans l'oreille droite, puis quelques mois après se répéta dans la gauche. Au commencement du printemps de 1830, la première ne percevait plus les battemens d'une montre que quand elle était sur le pavillon ; la seconde était moins mauvaise. L'oreille externe droite était saine et la gauche aussi ; l'opération

du cathétérisme et la douche d'air firent reconnaître une phlegmasie de la trompe d'Eustache
(voyez dans mon *Traité*, article *Maladie de la
trompe*); Franquet avait souvent le sang à la tête :
je lui fis quelques saignées, puis enfin je le sondai
une douzaine de fois, ce qui suffit pour le guérir
complétement de son infirmité.

Quatrième observation.

Le 1ᵉʳ décembre 1829, M. Boyer vint me consulter; il me remit la note suivante :

« Depuis quinze ans, j'ai l'oreille gauche mau-
» vaise; j'ai cru en reconnaître la cause dans le
» bruit d'une mécanique auquel je me suis trouvé
» exposé pendant long-temps.

» En 1825, étant à Toulouse, la même infir-
» mité se répéta dans l'oreille droite; d'abord elle
» ne fut que momentanée; elle me quittait en
» grande partie dans la journée pour reparaître le
» matin : mais bientôt le mal fut continu.

» Ce fut seulement à cette époque que j'eus re-
» cours aux médecins. Ils me firent appliquer des
» sangsues derrière les oreilles et pratiquer une
» saignée générale. La surdité résista; elle dispa-
» rut enfin de l'oreille droite un mois après l'ap-
» plication d'un vésicatoire.

» En juin 1828, étant à Paris, le même acci-
» dent s'est manifesté avec les mêmes intermis-
» sions et en même temps qu'une espèce de fièvre
» cérébrale. Je fus saigné deux fois au bras; en
» outre, mon médecin jugea à propos de me pla-
» cer *un séton à la nuque*. Après l'avoir porté
» trois mois, l'oreille droite redevint encore une
» fois passablement bonne.

» Mais depuis environ six semaines, quoique
» j'aie encore le séton, j'ai senti de nouveau mon
» oreille se reprendre pendant la nuit et se déga-
» ger durant le jour comme les deux fois précé-
» dentes. Une nouvelle saignée m'a dégagé un peu
» *le cerveau*, mais elle n'a rien produit sur ma
» surdité, qui depuis lors a toujours augmenté...
» J'éprouve une espèce d'embarras *dans le cer-*
» *veau;* je ne mouche guère et seulement du côté
» gauche; j'étais sujet à de fréquentes migraines
» qui sont devenues très rares.

» Autant par goût que par obligation, je suis
» toute la journée occupé d'un travail de bureau,
» ce qui a pu contribuer à faire naître cette infir-
» mité (30 novembre 1829). »

Je saignai deux fois M. Boyer derrière les
oreilles; il fut ensuite sondé pendant huit jours.
La sonde éprouva beaucoup de résistances. Enfin,
elle pénétra à la profondeur d'un pouce à un pouce

et demi ; l'air parvint facilement dans la caisse, et, depuis cette époque , la surdité a entièrement disparu de l'une et de l'autre oreille.

M. B*** a fait la campagne d'Alger sans se douter de son ancienne infirmité.

RÉFLEXIONS.

Un coryza n'est pas douloureux ; pendant le cours de sa dernière période , il engoue les fosses nasales. Les deux premières observations démontrent qu'il a souvent les mêmes résultats sur l'oreille moyenne quand il s'y propage. Le cathétérisme pratiqué avec les sondes de gomme élastique suivi des douches d'air a suffi pour rendre l'ouïe. Que peut-on opposer à de pareils faits?

Un jeune enfant à la mamelle n'est-il pas sujet à contracter, comme un adolescent, un adulte , une inflammation de la pituitaire, et, par suite, un engouement? Que cet engouement subsiste les premières années qui suivent la naissance, qu'il soit grave ou qu'il se complique d'un rétrécissement, l'enfant qui en sera affecté sera nécessairement sourd-muet. Mais guérira-t-il par les mêmes moyens que les personnes qui font le sujet des observations précédentes? la réponse ne peut être douteuse. Ce raisonnement par analogie sera confirmé par l'histoire de mes sourds-muets.

J'ai dit que Franquet portait une phlegmasie chronique de la trompe d'Eustache ; peut-on nommer ainsi un état de la membrane muqueuse qui détermine une sécrétion plus abondante et plus épaisse que dans l'état ordinaire ? Le tabac guérit souvent une pareille indisposition de la pituitaire : élargissant la trompe en la frictionnant pour ainsi dire avec un courant d'air sain, on arrive au même résultat ; la quatrième observation le démontre surtout d'une manière péremptoire ; elle prouve, en outre, la supériorité de cette médication sur les dérivatifs et les saignées les plus énergiques, devenus impuissans pour dégorger la trompe gutturale, et surtout pour lui rendre son ampleur naturelle... L'oreille gauche, malade depuis quinze années, sans avoir varié dans son mode de perception, était nécessairement incurable par tout autre moyen que par la sonde. Voilà encore un bel exemple d'un état maladif ancien qui doit fixer l'attention, et qui porte surtout à méditer sur les surdi-mutités dites de naissance.

On ne répondra pas, je l'espère, que les douches d'air n'ont pas produit seules cette cure remarquable, parce que j'ai pratiqué deux saignées derrière les oreilles. Une telle objection tombe d'elle-même après avoir vu échouer les saignées générales, le vésicatoire, les sangsues et surtout le séton à la nuque.

2e DIVISION.

Maladies de portions d'organes avoisinant l'oreille moyenne guéries par des remèdes appropriés et cependant persistance de la surdité jusqu'après l'emploi des douches d'air.

Cinquième observation.

Blaise, âgé de 13 ans, avait souvent été malade pendant ses premières années. Vers l'âge de 5 ans il lui survint à une jambe une suppuration qui dura jusqu'à l'âge de 7 à 8 ans ; elle disparut, mais il lui succéda un écoulement purulent dans l'oreille droite. Bientôt cette dernière infirmité s'accompagna d'une surdité. Jusqu'à l'âge de 13 ans on employa, pour la guérir, divers remèdes qui furent sans succès. Dans le mois de mai 1830, le docteur Triger lui donne le conseil de me consulter. Quelques saignées locales, des injections émollientes et tous les soins hygiéniques convenables guérirent la suppuration. La membrane du tympan, de rouge et épaisse qu'elle était, devint, en moins de trois mois, blanche et diaphane ; cependant la sur-

dité resta jusqu'après l'emploi de quelques douches d'air : l'ouïe est maintenant parfaite.

Sixième observation.

M. O*** vint me consulter le 12 avril 1830. Déjà
il avait éprouvé une surdité de l'oreille gauche,
qui s'était dissipée quelques années avant une ca-
tastrophe dont il faillit être la victime. Il reçut,
étant à la chasse, une balle qui frappa au dessous
de la pommette gauche. Une dent molaire supé-
rieure du même côté fut fracturée ; le corps étranger se logea, selon l'opinion d'un chirurgien, dans
le sinus maxillaire ; selon un autre, non moins
célèbre, elle se plaça derrière la branche gauche
de la mâchoire inférieure. La surdité se déclara
de nouveau, et on pensa qu'elle provenait de la
blessure. Mon opinion ne fut pas la même ni sur la
cause de la surdité, ni sur le lieu du séjour de la
balle, qui, selon ma manière de voir, ne pénétra
pas ; elle produisit une commotion, d'où il résulta
un spasme violent avec contraction des muscles
élévateurs de la mâchoire inférieure, et de ce phé-
nomène, la fracture de la dent qui, d'ailleurs, n'é-
tait pas en rapport avec le lieu touché par le pro-
jectile. Quant à la surdité, elle avait pour cause
prochaine une phlegmasie chronique de l'arrière-

bouche et un rétrécissement de l'orifice de la trompe d'Eustache. M. O*** n'entendait pas le battement d'une montre appliquée sur le pavillon. La sonde pénétra difficilement ; il fallut tâtonner pour trouver le canal guttural : enfin elle parvint ; la douche d'air, ainsi que l'opération du cathété-risme, établirent le diagnostic...

La phlegmasie chronique fut traitée et guérie par les saignées, le régime et autres moyens indi-qués en pareil cas. Malgré le traitement, l'ouïe resta mauvaise jusqu'après l'emploi des douches d'air qui élargirent la trompe.

M. O***, en me quittant beaucoup trop tôt, et dans une mauvaise saison, conservant une grande disposition au retour de la maladie de la gorge, se refusant à l'application d'un exutoire, pourra éprouver une rechute ; mais il retrouvera une se-conde guérison en se soumettant à un traitement mieux suivi et de plus de durée.

Septième observation.

M. Houzelot, âgé de 26 ans, éprouva, dans le commencement de mai 1829, dans tout le côté gauche de la tête, des bourdonnemens qui envahi-rent, dix jours après, le côté droit. Il survint en-suite un mal de gorge, qui ne fut douloureux que pendant huit jours; il s'ensuivit une surdité très intense. Le malade vint me consulter au commencement de juillet, après plusieurs traitemens qui avaient complétement échoué dans les résultats qu'on en attendait.

L'opération du cathétérisme fit connaître le rétrécissement complet des trompes d'Eustache. Cet accident, encore à l'état aigu, réclamait les saignées, le régime, les laxatifs : ces moyens furent employés et secondés, dans leurs effets, par le développement d'une inflammation très douloureuse qui se manifesta à la partie inférieure latérale gauche du cou; elle tendait vers la suppuration. Je me gardai bien d'en arrêter le cours. L'abcès se forma, je l'ouvris. Après sa guérison, la gorge n'était plus rouge ni tuméfiée; mais le bourdonnement et la surdité persistaient. Les douches d'air firent tout disparaître. J'observerai qu'après la guérison de la phlegmasie de l'arrière-bouche le cathétérisme fut pratiqué avec beaucoup plus de facilité que le premier jour que je vis M. Houzelot. Douze ou quinze jours furent nécessaires pour dilater l'ouverture de la trompe.

RÉFLEXIONS.

Une inflammation, suivie d'une suppuration qui subsiste depuis plusieurs années et qui affecte la face externe de la membrane du tympan , doit déterminer une sécrétion plus abondante des fluides qui lubrifient sa face interne ; l'excitation morbide doit même se propager dans toute la caisse. Ces suppositions se trouvent confirmées par l'observation cinquième.

Il restait après la disparition de la maladie aiguë un engouement interne auquel était due la surdité : en effet, j'ai observé que les suppurations récentes de la face externe du tympan ne causent qu'une légère dureté d'oreille ; aussi, si dans des cas semblables il y a cophose, soyez certain que la maladie s'est propagée dans l'oreille moyenne ; préparez-vous au cathétérisme si vous voulez rendre l'ouïe.

Les surdités causées par le rétrécissement de l'orifice de la trompe, suite des maladies inflammatoires semi-aiguës du pharynx, ne disparaissent pas avec ces maladies ; le conduit d'Eustache a besoin d'être dilaté, et il est nécessaire d'en comprimer les parois, de même qu'on le fait pour les membres inférieurs engorgés après les inflammations qui ont réclamé un repos de longue durée. Les observations sixième et septième ne laissent aucun doute sur cette assertion.

3ᵉ DIVISION.

Exemples de surdités dissipées par les douches d'air malgré l'état encore inflammatoire de la caisse du tambour et des trompes d'Eustache.

Huitième observation.

M. Duboc, âgé de 24 ans, né d'un père qui est affecté d'une surdité très intense, fut sujet, dès l'âge de 15 ans, à des érysipèles qui se renouvelaient chaque été ; souvent aussi la figure se couvrait de dartres farineuses. Vers l'âge de 19 ans, il survint un mal au nez, qui était surtout incommode par l'odeur fétide qui s'en exhalait ; il fut guéri par l'application d'un vésicatoire qu'on laissa suppurer pendant six mois ; mais il lui succéda presque subitement une surdité qui subsista quatre années : elle était plus intense à droite qu'à gauche. Cette métastase d'une maladie inflammatoire chronique qui se fit sur l'organe de l'ouïe fut combattue, mais en vain, par le même moyen qui avait été si avantageux pour l'affection des fosses nasales. M. Duboc vint me consulter le 4 juin 1830 ; il n'entendait plus le battement d'une montre que lorsqu'elle était rapprochée de l'oreille ; il fut sondé afin de reconnaître le siége et la nature de la maladie.

Dès les premiers jours, nous eûmes tous les renseignemens désirables. La sonde ne pénétra qu'avec difficulté; l'air n'arriva dans la caisse qu'en un filet délié, qui ne produisit presque aucun bruit, et cependant il occasiona un léger malaise dans l'organe et un commencement d'étourdissement. Malgré ces signes, qui dénotaient une phlegmasie avec rétrécissement, le sens auditif s'améliora beaucoup dans la journée. L'inflammation, pour ainsi dire latente, du moins pour le malade, fut combattue par les saignées et la surdité par les douches d'air; celle-ci, ou pour mieux m'exprimer, le symptôme disparut avant la lésion de l'organe; la trompe s'élargit, l'air atmosphérique circula dans la caisse d'une manière naturelle, et M. Duboc entendit très bien, quoiqu'il ressentit encore parfois de légers élancemens dans la caisse. Ce malade est maintenant dans le midi de la France, où il est allé afin de prévenir une rechute.

Neuvième observation.

Mademoiselle B***, âgée de 22 ans, s'est trouvée dans le même cas que le sujet précédent; c'est à dire qu'elle a conservé une inflammation de la trompe d'Eustache après la disparition de la dureté d'oreille. Ce fut le 15 juin 1830 qu'elle fut sondée pour la première fois ; la douche d'air améliora considérablement l'audition.

Elle ne changea rien aux battemens que cette demoiselle ressentait du côté des organes de l'ouïe ; ce ne fut qu'après l'emploi des saignées et d'un exutoire qu'ils cédèrent en grande partie.

Cette malade n'éprouvait aucun malaise vers la caisse du tambour après avoir été douchée. Chez elle, c'était l'introduction de la sonde qui lui causait le plus de gêne ; M. Duboc, au contraire, supportait très bien la sonde, mais il avait besoin de repos pour mieux entendre après l'injection d'air : c'est un signe qui caractérise l'exaltation de la sensibilité de la membrane qui tapisse la caisse du tambour.

La surdité chez cette demoiselle datait de quinze mois : elle en attribuait la cause à d'anciens *rhumes de cerveau.*

Dixième observation.

Mademoiselle Berle, âgée de 24 ans, habitant Provins, avait perdu l'ouïe du côté gauche depuis son enfance. A la même époque, il s'était déclaré une maladie d'yeux qui a subsisté pendant plusieurs années. Ses sœurs avaient été, comme elle, très sujettes aux congestions humorales vers la tête. A l'âge de 20 ans, l'oreille droite fut , à la suite d'une douleur qui a subsisté pendant trois jours , affectée d'une surdité qui y est devenue aussi intense qu'à l'oreille gauche, et la membrane du tympan fut bientôt le siége d'une suppuration abondante qui exhalait une odeur fétide très incommode.

L'ouïe, quoiqu'en général très mauvaise, éprouvait quelquefois des retours de bien-être sur lesquels la malade fondait un vain espoir. Toujours trompée dans son attente, elle se décida enfin à venir me consulter le 15 septembre 1830 ; elle n'entendait plus le battement d'une montre que lorsqu'on l'approchait des pavillons. La guérison de la suppuration et de l'inflammation externe ne se fit pas long-temps attendre ; les saignées, les purgatifs , les injections détersives et les soins hygiéniques convenables réussirent promptement; mais l'ouïe ne revint pas ; il fallut recourir aux douches d'air qui procurèrent une audition assez fine pour donner à Mademoiselle B*** la faculté d'entendre le battement de la montre tenue le bras étant tendu. Il n'y eut pas de rechute, malgré la mauvaise saison pendant laquelle la convalescence eut lieu. Avant de me consulter, la malade avait suivi plusieurs traitemens qui étaient restés sans résultats.

Onzième observation.

M. D***, âgé de 38 ans, avait souffert, dans son enfance, de maux d'yeux, de céphalalgies et de dérangemens dans la digestion. Il fit une chute, vers l'âge de 28 ans, qui fut, à ce qu'il prétend, la cause occasionelle de la surdité. Quant à moi, je crois que cette infirmité provint de l'humidité d'un local qu'il habita pendant six années. Il éprouvait dans les oreilles des tintemens très incommodes; il ne percevait le battement d'une montre que lorsqu'elle était rapprochée du pavillon. Dans cet état, il alla consulter un médecin le 12 avril 1829; il en reçut l'ordonnance suivante qu'il exécuta avec beaucoup de soins, mais sans en retirer aucun avantage.

« *Surdité pléthorique nerveuse.* — Appliquer
» toutes les semaines pendant trois mois trois sang-
» sues au lobe de chaque oreille et faire saigner
» les piqûres; le jour de l'application des sangsues,
» bain de jambes contenant une livre de po-
» tasse.

» Placer entre les épaules un emplâtre de poix
» saupoudré de vingt-quatre grains de tartre sti-
» bié. Faire suppurer les boutons. Dès que cette
» éruption sera guérie, répétition du même moyen

» et ainsi de suite pendant trois mois. Couvrir la
» tête d'un toupet ou d'un bonnet de soie.

» Paris, le 12 avril 1829. »

Dans le courant du mois de juillet, M. D*** vint me consulter. Je lui plaçai à la nuque un large séton qui n'opéra aucun changement dans la faculté d'entendre, mais il rendit la trompe plus perméable à l'introduction de la sonde. Les douches d'air que ces tubes aidèrent à porter dans l'oreille procurèrent enfin une ouïe assez bonne à M. D*** pour qu'il pût gérer une place qu'il était sur le point de perdre à cause de sa surdité.

RÉFLEXIONS.

Ces quatre dernières observations démontrent l'innocuité de la sonde de gomme élastique et des douches d'air, quand elles sont employées avec prudence et conduites par une main exercée. Elles prouvent, en outre, que, dans presque toutes les affections de l'oreille moyenne, la surdité ne devient réellement très intense qu'au moment de la cessation de la libre circulation de l'air atmosphérique dans cette partie de l'organe de l'audition. On peut donc rétablir ce sens dans beaucoup de cas, avant d'avoir dissipé la cause prochaine de la surdité. En agissant de la sorte, on s'assure de la guérison prochaine de cette infirmité ; on donne de la confiance au malade et on éprouve soi-même une grande satisfaction de pouvoir conduire le traitement d'une manière rationnelle.

Les maladies organiques de l'oreille moyenne exigent elles-mêmes très souvent l'emploi des douches d'air atmosphérique ; elles préparent une voie libre à une partie de l'air ordinaire qui sert à l'acte de la respiration et qui doit sans cesse renouveler celui que renferme la caisse. Des membranes bousouflées, quelques mucosités trop épaisses suffisent pour empêcher cet acte si important au rétablissement ou à l'amélioration de l'audition. La série d'observations qui suit prouve ces assertions.

4e DIVISION.

Amélioration de l'ouïe par les douches d'air, malgré l'existence de quelques lésions organiques de l'oreille moyenne.

Douzième observation.

Charles A*** me fut présenté le 16 mars 1829, à l'âge de 17 ans. « Il est atteint, dit Madame sa
» mère, d'une surdité incomplète, cependant parvenue au point qu'il n'entend que lorsqu'on lui
» parle d'un ton de voix élevé et en articulant
» clairement les mots.

» Peu de jours après sa naissance, l'enfant fut
» vacciné et mis en nourrice ; quelque temps
» après, une éruption cutanée se développa. Le
» vent du nord était froid et soufflait avec vio-
» lence ; on sortit le petit malade et aussitôt l'af-
» fection disparut : voilà une des causes présumées
» de la surdité. On en trouve une seconde dans une
» humeur qui se dirigeait vers la tête. Ses symp-
» tômes étaient : 1° quelques boutons *racheliques*
» qui ont paru à certains intervalles sur le visage
» et qu'on remarque dans le moment actuel sur
» son nez ; 2° de violens maux de tête que le
» sujet éprouve toutes les fois qu'il apporte à l'é-
» tude une grande et constante application. Les
» progrès de l'infirmité ont contribué à accréditer
» cette dernière opinion.

» Du temps qu'il était en nourrice, l'état affreux
» de dépérissement dans lequel il était tombé obli-
» gea de le retirer ; ce ne fut qu'avec des ména-
» gemens et des précautions extraordinaires qu'on
» parvint à lui sauver la vie.

» Aujourd'hui, sa constitution, sans être forte,
» est bonne ; son accroissement le maintient dans
» un état de maigreur. Les maladies assez fré-
» quentes qu'il a essuyées ont été occasionées par
» des rhumes violens, quelques accès de fièvre et
» de grands maux de tête...... On a d'abord ap-

« pliqué un vésicatoire au bras ; on lui a substitué,
» après deux années d'essai, un séton placé à la
» nuque. Les remèdes intérieurs ont été les pur-
» gatifs simples et composés, l'eau de réglisse
» mélangée avec du vin. Dernièrement, on a es-
» sayé un opiat antiscorbutique et des décoc-
» tions de chicorée. Aucun de ces remèdes n'a pu
» détruire ou même affaiblir la cause de la surdité,
» ni en arrêter les progrès ; au contraire, les der-
» niers étant trop violens ont eu pour effet un sai-
» gnement par les oreilles ; les autres ont produit
» par la même voie un écoulement d'une humeur
» jaune et épaisse. »

Mon premier examen me fit découvrir : 1° une
éruption de boutons rouges et enflammés sur toute
la face ; 2° une langue épaisse, rouge et piquetée ;
3° une phlegmasie chronique du pharynx ; 4° les
trompes d'Eustache tellement rétrécies qu'elles ne
purent être sondées ; 5° la membrane du tympan
droit épaissie, d'un blanc mat et portant les traces
d'une ancienne ulcération ; 6° le conduit auditif
gauche enflammé, ainsi que la membrane du tympan : une excroissance charnue, appelée polype,
prenait naissance à la partie inférieure de cette
cloison ; 7° enfin, l'ouïe, au milieu d'un tel dé-
sordre, n'était sensible au battement d'une montre

que lorsqu'on l'approchait à une petite distance du pavillon de l'oreille.

A*** fut mis à un régime adoucissant; on lui tira deux onces de sang tous les deux jours, et cela pendant deux mois : le polype fut enlevé; les conduits auditifs injectés; le fond de la gorge scarifié; enfin un large cautère suppura à la nuque pendant toute la durée du traitement. En peu de temps la face se dépouilla de son exanthème; la suppuration des oreilles disparut, mais l'ouïe s'améliora peu : ce ne fut que bien plus tard, lorsque nous pûmes sonder les trompes, qui s'élargirent petit à petit, qu'on put éloigner la montre de l'oreille, en raison de la quantité d'air qui parvenait dans les caisses du tambour. Aujourd'hui, malgré l'état difforme de la membrane du tympan, M. A*** entend le battement de cet instrument tenu le bras tendu; il n'éprouve plus de maux de tête et sa santé est parfaite.

Personne ne peut contester le beau rôle que les douches d'air ont joué dans cette guérison presque complète de surdité. Depuis l'enfance, les vésicatoires, les sétons, les médicamens employés sous toutes les formes furent impuissans pour rétablir la circulation de l'air dans l'oreille moyenne : les douches seules purent opérer cet acte indispensable à l'audition.

Treizième observation.

Afin de donner à cette observation tout le développement qu'elle mérite, je vais transcrire tous les documens que j'ai reçus.

« Charles M***, âgé de 15 ans, issu de pa-
» rens sains, a joui d'une bonne santé jusqu'à
» l'âge de huit mois, époque à laquelle il fut vac-
» ciné. Peu après des accidens scrofuleux se ma-
» nifestèrent d'abord au coccyx, puis dans les
» diverses parties du corps. Le cou et la main
» gauche en furent principalement le siége : des
» esquilles d'os se détachèrent même de cette
» dernière. A dix-huit mois, apparition d'une
» otorrhée qui dura jusqu'à 4 ans avec quel-
» ques intermissions. Dès l'instant de sa suppres-
» sion, l'on s'aperçoit que l'audition est moins
» parfaite ; ce sens s'affaiblit de plus en plus jus-
» qu'à l'âge de six ans : l'ouïe depuis est restée
» dans l'état où elle est maintenant.

» Diverses autres circonstances empêchèrent
» jusqu'à présent de conduire notre jeune ma-
» lade à Paris, dans la vue de le préparer au trai-
» tement que M*** jugerait à propos d'adopter : je
» me suis borné à l'établissement d'un séton à la
» nuque et à quelques fumigations dirigées dans

» le conduit auditif externe au moyen d'un tube
» recourbé. J'aurais bien voulu y joindre les in-
» jections par le conduit guttural ; mais l'instru-
» ment me manquait et plus encore l'habitude si
» nécessaire pour faire entrer promptement le bec
» de la sonde dans le conduit. La saison m'a em-
» pêché de recourir aux purgatifs et aux sialago-
» gues, dans la crainte d'affaiblir le malade et de
» déterminer une fièvre intermittente. Je considé-
» rai cette cophose, d'après tout ce qui a précédé
» son invasion, comme dépendant d'un engoue-
» ment du conduit guttural de l'oreille. »

Après avoir lu ces détails et exploré l'état du
malade, voici les conseils qui lui furent donnés, à
Paris, le 14 octobre 1824.

Consultation donnée à Paris le 14 octobre 1824.
  « Surdité scrophuleuse sans engouement de la
» *caisse.*

  » Entretenir le séton, et quand il aura cessé de
» suppurer par usure des chairs entamées, y
» substituer un cautère établi à la même place ;
  » Appliquer tous les deux mois six sangsues sur
» les lèvres du cautère ;
  » Faire prendre de deux jours l'un, ou du
» moins trois fois par semaine, un bain conte-

» nant en dissolution trois gros de sulfure de
» potasse;

» Administrer le vin antiscorbutique à la dose
» d'un demi-verre, puis d'un verre, enfin d'un
» verre et demi par jour, pris à trois reprises dif-
» férentes : s'il survient de la constipation, mal
» à la gorge, recourir à la limonade, aux bains
» de pieds, aux lavemens, ou suspendre le vin
» pendant quelque temps;

» Faire prendre, en guise de tabac, de la pou-
» dre de *marum verum* ou d'*arnica* ;

» Pendant les temps froids et humides, tenir la
» tête couverte d'une calotte de laine, et par des-
» sus celle-ci d'une seconde de taffetas gommé ;
» exciter la transpiration des pieds par des chaus-
» sures convenables, et pendant l'hiver, durant la
» nuit, par une cruche de grès remplie d'eau
» bouillante, placée au pied du lit. »

Les moyens indiqués dans cette consultation
furent employés et continués pendant une année :
le séton et le cautère suppurèrent pendant deux
ans sans opérer le moindre changement dans l'état
de l'ouïe, et sans tarir la suppuration dite otorrhée.

Voici l'état dans lequel je trouvai M. M***, le
1er mai 1829 : sur les diverses parties du corps, on
aperçoit les effets de la maladie scrofuleuse, cependant la santé est bonne.

Les conduits auditifs sont le siége d'une suppuration épaisse qui exhale une odeur fétide. Les membranes du tympan sont épaissies, rouges et déformées ; la droite surtout paraît muqueuse ; on n'y distingue pas le lieu de l'insertion du manche du marteau. Sa partie inférieure est tellement enfoncée dans la caisse qu'on croyait qu'elle manquait.

Le pharynx est rougeâtre dans toutes ses parties; la membrane muqueuse est rugueuse et épaissie ; on devine qu'elle a été très malade dans l'enfance. En soufflant, le nez et la bouche étant fermés, M. M*** dit sentir l'air faire effort dans les caisses du tympan : cependant le cathétérisme ne peut être opéré pendant la première quinzaine. La trompe gauche se laisse enfin pénétrer. Un mois après, je pus sonder l'oreille droite qui ne perçoit le battement d'une montre qu'en appliquant cet instrument sur le pavillon. L'ouïe s'améliora après ces petites opérations, du côté gauche surtout ; la montre, qui n'était entendue qu'à cinq pouces, peut l'être à dix.

Le 15 août, les suppurations sont guéries à la suite d'un traitement général suivi avec beaucoup d'exactitude. Les saignées locales, les douches émollientes données faiblement et les laxatifs en faisaient la base. Le régime ne fut pas négligé.

Mais ces médications, bien qu'elles amélioraient l'état de l'organe, n'opéraient aucun changement dans l'ouïe; elles semblaient être impuissantes comme celles qui déjà avaient été opposées à la maladie pendant tout le cours de l'enfance de M. M***.

Les douches d'air furent alors employées journellement; l'organe de l'ouïe en fut si peu fatigué, qu'un mois de ce nouveau traitement améliora tellement la fonction qui lui est départie, que la montre put être perçue éloignée de trois pieds de l'une et de l'autre oreille.

A la suite de cette opération que je viens d'esquisser, on ne verra pas sans intérêt quelques phénomènes de physiologie pathologique notés dans le cours du traitement.

Le 16 juillet, l'oreille droite, après avoir reçu quatre douches, a pu percevoir la montre à six pouces.

A cette époque, en fermant la bouche et le nez et faisant un effort d'aspiration, comme pour former le vide dans la bouche et dans le pharynx, la montre était entendue à quatre pouces plus loin. Il en était de même, et l'amélioration de l'ouïe était peut-être plus marquée encore, quand on injectait l'oreille externe d'une certaine manière, ou quand le jet frappait la membrane du tympan dans un certain endroit. Il faut noter que l'aspiration et l'injection d'eau qui amélioraient l'ouïe du côté droit diminuaient ce sens du côté gauche.

Quelques mois après avoir fait ces observations, l'audition s'étant développée par les douches d'air, les mêmes phénomènes ne purent plus se reproduire. C'est alors que nous fîmes une autre remarque. En pressant sur le pavillon droit de manière à refouler le cartilage qui contribue à la formation du conduit auditif, il se développait un bourdonnement qui ne durait que deux ou trois minutes ; il lui succédait une ouïe très délicate. Toutes ces remarques ne seront pas perdues pour la science de l'acoustique, je les rapprocherai d'autres faits, et peut-être me serait-il possible un jour d'en déduire quelques conséquences.

Quatorzième observation.

Mademoiselle Rob, jeune Anglaise, âgée de 15 ans, me fut présentée le 20 mars 1830. Elle portait deux perforations des membranes du tympan survenues à la suite de plusieurs maladies contractées dans l'enfance ; elle n'entendait le bruit d'une montre qu'à quelques pouces de l'oreille ; en faisant une forte expiration, le nez et la bouche étant fermés, l'air ne s'échappait pas par les conduits auditifs, preuve de l'obstruction des trompes. Elles furent sondées et douchées pendant douze jours ; la communication fut établie et l'ouïe se développa au point que mademoiselle Rob put entendre la montre éloignée de quatre pieds de l'une et de l'autre oreille. Il faut noter que, malgré les perforations, l'oreille moyenne n'était pas enflammée.

5e DIVISION.

Sourds-muets guéris de la surdité par le cathétérisme et les douches d'air.

Dans mon premier rapport sur le diagnostic des surdités de naissance, nous avons vu que ses causes, soit éloignées, soit prochaines, ne diffèrent pas de celles que l'on observe chez les personnes affectées de surdité vers l'âge de l'adolescence. M. le docteur Itard est du même avis. On trouve, chez beaucoup de sourds-muets, des engouemens simples des trompes, des rétrécissemens de ce conduit par des phlegmasies de l'arrière-bouche ; le plus souvent, ils portent des engorgemens de toute l'oreille moyenne. Je viens de démontrer comment on combat avantageusement ces lésions

7

qui se rencontrent chez les adultes sourds à des degrés variés. Appliquons les mêmes remèdes aux sourds-muets, nous en retirerons les mêmes avantages. C'est ce qui va être rendu évident par les faits contenus dans le mémoire suivant.

QUATRIÈME MÉMOIRE.

CHAPITRE VII.

NOUVELLES OBSERVATIONS FAITES SUR DES SOURDS-MUETS ET DES DEMI-SOURDS-MUETS POUR SERVIR DE COMPLÉMENT AUX MÉMOIRES PRÉCÉDENS (1).

On a vu, dans les mémoires précédens, tous les bons effets de la sonde et des douches d'air employées dans les maladies de l'oreille moyenne, chez les personnes devenues infirmes à un âge avancé. Il suffit d'admettre que les enfans en bas âge sont exposés aux mêmes causes prochaines de surdité pour avouer qu'ils doivent retirer de pareils avantages du même mode de traitement. C'est en effet ce qui a lieu, soit que la surdité n'occasione, comme on le dit, qu'un demi-mutisme, soit qu'elle détermine un mutisme complet. Voici des résultats de la plus haute importance, qui démon-

---

(1) Déposé à l'Académie des Sciences, le 1er janvier 1832.

trent ces vérités et qui appuient toutes les assertions que j'ai avancées, et que je n'ai cessé de répéter dans toutes les brochures que j'ai publiées.

.Il est donc enfin arrivé, ce jour qui voit définiti-
vement la médecine rationnelle de l'organe de l'ouïe
triompher de l'aveugle empirisme qui avait do-
miné jusqu'à notre époque, et qui avait séduit
quelques esprits peu familiarisés avec la pathologie
chirurgicale des organes des sens, bien différente
dans les résultats de celle qui s'exerce sur les parties du corps douées seulement de la sensibilité
générale. En effet, y a-t-il parité entre les conséquences des lésions physiques de la peau, des muscles, des canaux excréteurs des résidus solides ou
liquides de la digestion, et les suites de l'exaltation
de la sensibilité produite par des plaies saignantes
et des ulcérations de l'œil ou du sens auditif? Non,
sans doute; car, outre le mode de sensibilité générale que doivent recouvrer ces derniers organes,
il faut qu'ils reprennent cette autre sensibilité spéciale, ou plutôt qu'ils retrouvent cet accord de
fonctions perfectibles qui les lient si intimement
à l'encéphale. Tiraillez, coupez, retranchez une
portion de tissu d'un organe même qui ne possède
que le mode de vie générale à tous les êtres animés,
en peu de temps, et par les seuls secours de la nature, il reprendra ses fonctions accoutumées. Les

mêmes lésions, pratiquées sur les membranes de l'œil, de l'oreille, sur leurs canaux déliés, anéantissent pour toujours l'harmonie des facultés visuelles et auditives avec nos perceptions.

C'est l'aptitude de pressentir les conséquences fâcheuses des opérations sur ces organes, c'est le tact indispensable qu'il faut posséder pour mesurer la juste impression des agens thérapeutiques sur une sensibilité si vive, en corrélation intime avec l'organe de l'intelligence; c'est, dis-je, cette faculté, ce tact, qui feront toujours de la chirurgie des organes des sens une médecine opératoire différente de celle qui s'exerce sur toutes les autres parties du corps.

Ces considérations suffisent, je pense, pour détromper les médecins qui ont cru que l'ouïe pouvait se rétablir par l'action d'instrumens grossièrement conformés, conduits sans expérience et par des mains souvent inhabiles. On a vu même des praticiens, après une injection d'eau portée avec force, et comme ils le disent eux-mêmes « à la » manière de certaine opération réservée aux gar- » des-malades, » dans le centre le plus irritable, le plus délicat du corps de l'homme, expérimenter, chercher, non seulement si la perception des bruits simples avait lieu, mais aussi exiger qu'en peu de temps l'organe fût impressionnable, et qu'il jouit de la faculté d'analyser les sons si confus de la parole.

De telles prétentions ne pouvaient séduire que des hommes sans nulle connaissance des lois, des rapports physiologiques des organes avec l'étude des arts transmis de siècle en siècle, et qui sont arrivés, par le fait même de leur perfectionnement, au point d'exiger un travail d'éducation organique, que ne peuvent souvent exécuter nos facultés sensitive, perceptive et locomotrice, laissées trop en repos ou conduites par une volonté trop faible et trop peu persévérante.

Ces controversistes étaient peu à redouter; le simple bon sens en physiologie suffisait pour anéantir leurs idées systématiques. Cependant, malgré le peu de fondement de leur opinion, ils avaient le droit d'exiger, pour s'avouer vaincus, que l'expérience militât contre eux. C'est précisément ce qui fait l'objet des observations, recueillies à l'hospice des Orphelins (1), confirmées par le nouveau rapport ci-joint, et par les cas de demi-surdi-mutités et de surdi-mutités qui termineront ce Mémoire.

____

(1) Voyez le rapport adressé à l'Administration des hospices de Paris, inséré dans la deuxième partie.

Dernier rapport sur les sourds-muets de l'hospice des Orphelins.

« L'an mil huit cent trente et un, le sept mai,
» à trois heures après midi, se sont rendus à
» l'hospice des Orphelins, sur l'invitation de
» M. Jourdan, membre de la commission admi-
» nistrative chargé de la 2ᵉ division, MM. les
» docteurs Kapeler, médecin dudit hospice, Baf-
» fos, chirurgien en chef de l'hôpital des Enfans,
» et Deleau, chargé du traitement et de l'instruc-
» tion des élèves orphelins sourds-muets, suscep-
» tibles de traitement ; lesquels, après examen,
» ont reconnu, en ce qui a rapport à Louise-Rose
» Mullener, que sa *faculté auditive est demeurée*
» *telle qu'elle était lors de la dernière visite,* le
» 29 juin 1829 ; sous le rapport de son instruc-
» tion, elle a, en leur présence, syllabé des mots
» en les répétant comme M. Deleau les prononçait
» en élevant la voix (voyez le rapport cité). Quant
» à Marie-Catherine-Adélaïde, son éducation a
» été interrompue par une maladie à laquelle elle
» a succombé le 23 février 1830.

» Nogaret (Auguste-Paul), né le 21 février 1818,
» a été soumis à leur examen ; ils ont reconnu son
» état ainsi qu'il suit :

» Il entend le battement d'une montre, à neuf

» pouces environ des oreilles. Il entend aussi le
» son de la voix, sans qu'il soit besoin de l'élever
» beaucoup, et il répond assez bien à quelques
» questions, etc.

» Du 7 mai 1831. »

On voit, par cet examen, que ces sourds-muets
ont conservé la faculté d'entendre depuis le dernier
rapport daté du 29 juin 1829. Eh bien! malgré
leur ouïe, qui est beaucoup plus fine que celle des
enfans qui sont en pension chez moi, malgré le
commencement d'éducation auditive et orale qui
leur a été donné, et leur communication journa-
lière avec trois cents enfans, ils ne se sont pas
adonnés à l'exercice du langage parlé. Que l'on
compare maintenant leur état avec celui d'Honoré
Trézel, et qu'on dise s'il est utile de les instruire,
de les exercer?

Ces succès complets obtenus du côté de l'ouïe,
chez les sourds-muets de l'hospice des Orphelins,
succès que j'avais annoncés après un simple
examen qui n'a pas coûté une seule larme à ces
enfans, démontrent le degré de perfection que j'ai
acquis pour explorer et traiter les lésions de l'oreille
moyenne, par l'emploi des douches d'air. On ne
me voit plus tâtonner dans le choix des agens explorateurs, comme à l'époque de mon début.

L'expérience a heureusement détruit chez moi ce prestige entraînant de la pratique de mes prédécesseurs. En 1825, époque du choix que je fis des sourds-muets qui me furent confiés par l'Académie des sciences, mon incertitude sur l'action de l'eau portée dans l'oreille moyenne me fit commettre de grandes fautes d'où proviennent nécessairement les résultats moins satisfaisans de mes premiers traitemens. J'ose espérer que les honorables membres de l'Académie des sciences auront égard, pour juger mon mode de diagnostic et de traitement, à mes débuts dans une carrière si difficile et si peu éclairée par les contemporains (1). Je ne demande cependant d'indulgence de leur part qu'autant qu'ils seront convaincus que j'ai racheté mes premières erreurs par des perfectionnemens successifs, par une pratique rationnelle fondée sur des préceptes incontestables, et enfin par les succès qu'il me reste encore à leur faire connaître.

---

(1) Voyez le rapport de l'Académie des sciences dans la deuxième partie.

Quinzième observation.

Jeune sourd-muet qui a recouvré l'ouïe par la sonde de gomme et les douches d'air portées dans l'oreille moyenne.

Nogaret, sourd-muet, âgé de 11 ans, demeure à l'hospice des Orphelins, depuis sa plus tendre enfance. Il est d'une figure agréable, d'une expression douce et calme; son caractère répond à sa figure, il a peu de vivacité. Avant mes premiers essais de traitement qui eurent lieu vers la fin de l'année 1829, ce jeune infortuné n'entendait que les bruits forts et les sons de voix élevés. Quoique fréquentant continuellement une centaine d'enfans de son âge entendant parfaitement bien, il n'avait pu parvenir à prononcer un seul mot; il était aussi peu instruit dans l'emploi des signes propres aux sourds-muets, ce qui tenait sûrement au peu de complaisance de ses camarades. La sonde et les douches d'air firent connaître un engouement complet de toute l'oreille moyenne. S'il y avait rétrécissement des trompes d'Eustache, il était peu considérable, car une sonde d'un calibre assez gros pénétra assez facilement à un pouce de profondeur.

Pendant plus de deux mois on entendit le bruit muqueux de la caisse; l'ouïe se développait un jour, puis se perdait de nouveau ; je sentais la nécessité de joindre à ce traitement tout chirurgical l'usage des médicamens internes, comme les purgatifs ou l'application de quelques exutoires. Je ne voulus pas le faire, afin de m'assurer si les douches d'air étaient suffisantes pour enlever un engorgement aussi ancien et aussi complet. En trois mois, Nogaret entendit non seulement la parole, mais aussi les bruits les plus faibles, tels que celui d'une montre éloignée à deux pieds du pavillon de l'oreille ; il est déjà fort instruit dans l'art de lire, malgré le peu de leçons qu'il reçoit. J'espère un jour en faire un sujet remarquable si je suis secondé dans mes efforts.

Seizième observation.

Cas semblable au précédent, mais rechute à la suite de la coupe des cheveux, par un temps froid et humide.

« Consultation écrite par le médecin ordinaire de la famille.

» Philippe de T***, âgé de 4 ans et 9 mois, d'un tempérament bilioso – sanguin, cheveux et sourcils châtains, régulièrement constitué, issu de parens sains, dont aucun n'a été affecté de surdité, excepté sa grand'mère maternelle, qui est devenue sourde vers 1793 ou 94, par suite de frayeur et de peines morales; encore a-t-elle toujours conservé la faculté d'entendre à voix haute.

»L'enfant qui fait le sujet de cette observation a beaucoup souffert dans sa tendre enfance : à 3 mois, il a eu beaucoup de mal au cuir chevelu, consistant en de petites pustules remplies d'eau roussâtre et accompagnées d'un prurit insupportable qui engageait le malade à mouvoir et à se frotter continuellement la tête. A un an, ce mal guérit et se porta à la face, d'où il disparut au bout de dix à douze jours. C'est à cette époque qu'il paraît avoir donné quelques marques d'audition et avoir articulé distinctement *mon papa, maman,* quoique, si on s'en rapporte à la bonne qui l'a toujours porté sur ses bras, il n'ait jamais entendu.

»A 2 ans, on lui a fait subir un traitement consistant dans une application de sangsues derrière les oreilles, auxquelles on a substitué deux vésicatoires, l'introduction, dans les conduits auditifs externes, d'une liqueur composée avec le cabaret, les roses de Provins, etc., dans du vin blanc, d'après le procédé empirique de M. Itard, on y a joint quelques dérivatifs à l'intérieur; ces moyens n'amenant que peu de résultat, disons mieux, aucune modification de l'organe de l'ouïe, je les ai abandonnés, voire même les vésicatoires qui chez Philippe ne sont

pas disposés à suppurer.—Après ce traitement,
je me suis contenté de prescrire des vêtemens
chauds, surtout à la tête et aux pieds, et d'aban-
donner pendant quelque temps cet enfant aux
efforts de la nature.

» Au mois d'août 1829, M. de T*** père,
ayant fait consulter M. Itard, sur l'affection de
son fils, il en résulta une ordonnance que je fus
appelé à exécuter, laquelle consistait à couvrir
successivement toute la surface du crâne de vésicatoires appliqués de mois en mois, de manière à
couvrir chaque fois un tiers de la tête. A ces
moyens, M. Itard conseillait l'emploi des dérivatifs et un régime alimentaire convenable. Ce traitement a été fait et il n'a été suivi d'aucun succès; au
contraire, il a donné de la fièvre à l'enfant, l'a rendu
triste, lui a fait perdre l'appétit, et m'a convaincu
de plus en plus que ce n'est pas à la peau qu'il
faut chercher des moyens curatifs de cette cophose.
J'aurais préféré l'application du séton au cou, ou
le cautère sur les apophyses mastoïdes; ces moyens
n'ont pas été tentés.

» Depuis un an et demi que cet enfant est livré
aux forces de la nature, sa santé s'est bien raffer-
mie; il est gai, vif, fait bien toutes ses fonctions,
et n'a jamais eu *aucune maladie naturelle,* excepté
celle du cuir chevelu et de la face dont nous avons

parlé. L'ouïe ne paraît point s'être modifiée, cependant il y a des momens où il semble qu'elle s'exerce un peu, et que les sons ordinaires sont perçus par l'oreille. Dans les temps orageux, l'enfant est inquiet, agité et souffrant; son sommeil est plus pénible qu'à l'ordinaire; il se réveille plus souvent et se berce davantage, c'est à dire qu'il remue continuellement la tête sur son chevet, la portant, par une espèce de balancement, tantôt d'un côté, tantôt d'un autre. J'ai pensé que ce balancement, qui a paru pour la première fois lors de l'éruption à la tête, à 3 mois, tient toujours à un reste d'irritation du cuir chevelu. Peut-être aussi tient-il à une autre cause que j'ignore et qui se lierait à la surdité. En même temps que le balancement de la tête a lieu, lequel est plus fort une nuit qu'une autre, Philippe pousse un petit cri plaintif; il a parfois des accès de fièvre de demi-heure ou trois quarts d'heure, pendant le cours desquels il est fort accablé : il revient ensuite à son état naturel. La dernière fois qu'il a eu cette fièvre d'accès, celle-ci a été suivie de diarrhée. La mère attribue cette fièvre à des vers, quoiqu'il n'en ait rendu qu'un depuis qu'il est au monde.

»Donné à Riberac, le 24 octobre 1831.»

Cet enfant me fut présenté par son père, le

1ᵉʳ novembre 1831. Il n'articulait que le mot *papa*, mais en revanche il ne cessait de crier comme le font la plupart des sourds-muets. Avait-il apporté sa cophose en naissant, ou était-elle concomitante de l'éruption du cuir chevelu? Les renseignemens qui m'ont été donnés, et les traitemens qui ont été suivis, ne fournissent aucun indice pour répondre à cette question. Les insuccès des tentatives de guérison, on peut même ajouter leurs effets nuisibles sur la santé du jeune de T***, démontrent ce que l'on doit attendre des remèdes empiriques.

Parce qu'il s'était déclaré une éruption sur toute la tête, était-ce donc une raison, après qu'elle fut éteinte, pour en provoquer une nouvelle? Avant de s'y résoudre, ne fallait-il pas décider, constater quels avaient été ses rapports avec la cophose, rechercher la lésion qui en était le résultat dans l'organe de l'ouïe, et en déterminer le siége et la nature? Sinon c'était se livrer à une pratique aveugle, sans principes, qui nous reporte à l'origine de l'art de guérir. De telles médications ne peuvent avoir quelques résultats qu'autant qu'on les applique sur des sujets atteints seulement d'une phlegmasie simple de l'oreille moyenne, susceptible d'être déplacée par dérivation; mais ces cas heureux se rencontrent-ils souvent? peut-être une fois sur cent individus ; il faut donc en torturer quatre-vingt-dix-neuf inutilement. Voilà les conséquences de l'empirisme médical.

Que l'on sonde, au contraire, tous ces sujets, on découvrira celui qui devra subir le traitement avec un succès probable, et les quatre-vingt-dix-neuf autres n'auront eu à supporter aucune souffrance ; T*** se serait trouvé du nombre de ces derniers ; on eût découvert chez lui un engouement de toute l'oreille moyenne compliqué d'un rétrécissement des trompes d'Eustache, cause prochaine de sa cophose , aujourd'hui dissipée presque complétement par les douches d'air.

Philippe entend bien maintenant (1ᵉʳ février 1832), et sa parole répond à l'état de son ouïe ; âgé seulement de 4 ans et quelques mois , il apprendra facilement à parler : sa prononciation sera parfaite comme on peut s'en assurer en l'écoutant aujourd'hui répéter les mots qu'il a déjà appris. Ce fait est un triomphe pour la médecine auriculaire. Un traitement de quelques mois , qui n'a excité aucune douleur chez un être aussi jeune , ne peut manquer de fixer l'attention des médecins et des pères de famille qui ont des enfans sourds-muets ; il servira sans doute à attirer toute leur sollicitude sur ces êtres si cruellement mutilés.

Nota. Cet enfant a été vu, à diverses époques

de son traitement, par MM. Dupuytren, Duméril,
Magendie et beaucoup d'autres médecins.

Dix–septième observation.

Sourde et muette, par phlegmasie chronique de toute l'oreille moyenne.

Nous venons de rapporter une observation de
surdité qui ne pouvait être dissipée que par une
opération propre à dégorger et à élargir une portion de l'oreille moyenne : voici, au contraire, un
fait qui réclamait les dérivatifs, et qui, cependant,
a été traité par les injections d'eau. Une telle
erreur a porté ses fruits.

Caroline Haleton, âgée de 21 ans, sourde-muette
depuis l'âge de 10 à 11 mois, entend cependant
les bruits et quelques sons de voix ; elle a même
appris à prononcer des mots isolés que l'on comprend assez bien. Elle est admise à l'Institution de
la rue Saint-Jacques, depuis plusieurs années.
Voici ce qu'on lit à son égard dans le deuxième
rapport de M. Itard, inséré dans la *Revue médicale*, cahier d'août 1827.

« La douleur produite par l'injection se dissi-
» pait ordinairement au bout d'une ou de deux
» heures ; quand elle durait plus d'une journée,
» et souvent même sans qu'elle se prolongeât aussi

8

» long-temps, elle s'accompagnait de quelques
» accidens; il survenait des maux de tête, des
» étourdissemens, une augmentation sensible de
» la surdité, une fièvre de quelques jours, et
» enfin une inflammation de l'oreille.....

    » Haleton, Croulebois, etc., ont été pris, du
» deuxième au troisième jour de l'opération,
» d'une fièvre qui a duré de *trente-six à qua-*
» *rante-huit heures.....* »

Cette jeune fille m'a été présentée le 6 septembre 1831. Elle était affectée d'un catarrhe pulmonaire chronique, qui avait déjà, je crois, atteint le poumon. On observait une rougeur dans tout le pharynx; les glandes amygdales, surtout la gauche, étaient très grosses, engorgées. Le fond du conduit auditif gauche présentait une inflammation très visible qui donnait lieu à une suppuration peu abondante. La membrane du tympan droit était rosée. L'ouïe était entièrement perdue à gauche; de l'oreille droite, Haleton entendait peu. La sonde de gomme pénétra, sans beaucoup d'efforts, dans les trompes d'Eustache; la douche d'air développa un peu de sensibilité; elle ne fit entendre qu'un bruit légèrement muqueux, ce qui indiquait que la caisse n'était pas engouée, mais seulement le siége d'une augmentation légère de la sécrétion qui s'y fait ordinairement. Cet état in-

flammatoire de toute l'oreille moyenne avec sécrétion purulente, observé dans le conduit auditif gauche, existait-il avant le traitement fait par M. Itard?..

S'il existait, toutes sortes d'injections et surtout les injections liquides étaient nuisibles ; s'il
n'existait pas, c'est le cathétérisme et les douches
d'eau qui l'ont provoqué. Dans l'un et l'autre cas,
ce traitement était évidemment contre-indiqué,
comme le démontre fort bien M. Itard, en rapportant les accidens qu'il a provoqués, ainsi que son
insuccès.

Quant à ma sonde portée dans l'oreille, à travers des organes enflammés, et à la douche d'air
qui a si bien fait connaître l'état de la caisse, on
ne peut nier leur innocuité; elles ont indiqué le
mode de traitement qui devait être suivi à une
époque moins avancée de la maladie, et tout
porte à croire qu'il aurait eu des succès, puisqu'au milieu des désordres provoqués par les
douches d'eau on a observé des changemens bien
remarquables dans les fonctions de l'ouïe. M. Itard
dit, page 198 du même rapport : « Ces améliora-
» tions (de l'ouïe) sont de deux sortes, et peut-
» être ne sont-elles qu'un degré l'une de l'autre.
» L'une consiste dans l'aptitude acquise de per-
» cevoir les sons confusément, mais vivement et
» d'une manière douloureuse. Ce nouveau degré

» de sensibilité de l'organe se présente bien
» moins comme une propriété physiologique, que
» sous les apparences d'une irritation morbide...
» La seconde espèce d'amélioration dont il me
» reste à parler, quoique non moins fugitive,
» appartenait plus visiblement à une augmenta-
» tion naturelle de la sensibilité acoustique; elle
» s'est fait remarquer, contrairement à l'autre, de
» préférence chez les sourds les mieux enten-
› dans..... Ce dernier résultat a été, toutes pro-
› portions gardées, moins rare chez les filles que
» chez les garçons : nous ne comptons parmi
» ceux-ci que Lefèvre, etc.; parmi les demoiselles
» nous avons eu *Haleton*, Massénat, etc. Mais,
» je l'ai déjà dit, il en a été de cette seconde
» espéce d'amélioration comme de la première,
» elle n'a été que passagère, sa plus longue durée
» a été d'un mois et demi comme chez Belier, et
» sa plus courte de deux jours, ainsi que je l'ai
» observé chez *Haleton*.

Dix-huitième observation.

*Demi-sourd-muet guéri de son infirmité , et
développement de sa faculté de parler.*

On a beaucoup discuté sur le mode d'instruction que l'on devait suivre, pour former l'ouïe,

(117)

corriger la prononciation et développer les idées des demi-sourds-muets ; on a eu même le projet de les réunir, pour leur donner une éducation mutuelle. Je partage entièrement cette manière de voir, que l'on dit être approuvée par les membres de l'administration des sourds-muets de Paris. Ne serait-ce pas alors le cas de faire briller toutes les ressources de l'art chirurgical, en choisissant ceux de ces enfans qui seraient susceptibles de guérison, et en leur rendant une ouïe fine comme cela est arrivé à celui qui fait le sujet de cette observation ?

Edouard Daguenet, âgé de 14 ans, me fut présenté le 7 septembre 1831. On me remit la note suivante, écrite par son père.

« Il y a deux causes bien distinctes qui vicient la prononciation de mon enfant ; une qui provient du *défaut d'organisation de la bouche*, l'autre est la faiblesse de l'ouïe ; la langue m'a paru d'une épaisseur plus qu'ordinaire. Les dents sont si serrées, que nous avons été obligé de lui en faire enlever. Il prononce le *c* et l'*s* comme le *k*, l'*l* comme l'*n*, l'*e* comme l'*i*, et bien d'autres sons fort mal ; il résulte de là que, malgré la grande habitude que j'ai de le faire lire, je ne puis pas toujours le suivre, quand je n'ai pas les yeux sur son livre.

» Lorsqu'il prononce mal la finale d'un mot, je la lui répète; si son attention est grande, il la rectifie du premier coup; dans le cas contraire, il la répète mal comme la première fois, et ce n'est qu'en appuyant fortement sur cette finale, que je parviens à lui faire prononcer comme il faut. Lorsqu'il a le dos tourné et qu'il n'est pas prévenu, on crie son nom à pleine tête; le plus souvent il ne l'entend pas, c'est à dire qu'il ne comprend pas qu'on l'appelle. Son nom, dans ce cas, n'arriverait donc pas à son oreille comme il arrive à la nôtre. Il est impossible de lui faire comprendre la moindre chose en lui parlant bas à l'oreille, même à la bonne, et pourtant il entend le battement de la montre, il entend même le léger bruit *que font les lèvres*, mais il ne peut comprendre ce qu'elles expriment; il a, comme les sourds, le regard scrutateur. Le bruit du tambour, dans le plus grand lointain, lui arrive; tandis que tous les autres bruits, bien plus distincts, lui échappent : il est donc bien évident que son ouïe n'est pas comme celle de tout le monde, je crois bien que c'est là le plus grand obstacle au développement de son intelligence. Son enfance a été des plus difficiles; il eut pour première *nourrice, jusqu'à 4 mois, une femme malsaine;* l'enfant fut pris d'une espèce d'éry-

sipèle, qui lui mit le corps rouge feu. Il est
probable qu'étant toujours dans des souffrances
aussi cruelles, il ne cessait de crier. Ce n'est
guère qu'à l'âge de 3 ans qu'il a été plus calme,
aussi ce n'est qu'à cet âge que cette affreuse maladie a cessé de paraître; depuis cette époque,
cet enfant n'a pas toujours joui d'une bonne
santé; sans être précisément malade, il a souvent
des maux de tête et d'estomac. On voit encore sur
sa figure des traces de dartres farineuses qui pourraient bien être les suites de cette affection érysi-
pélateuse; il bégaie toujours et fortement quand il
récite par cœur une leçon qu'il a apprise, ou
quand il raconte un fait nouveau, mais jamais
dans ce qui lui est familier. »

On aura une juste idée de l'état des facultés
intellectuelles de cet enfant, et de ses connaissances
dans le langage parlé, après avoir lu les lettres
suivantes qu'il écrivait à ses camarades, deux ou
trois jours après son arrivée à Paris.

« Mon petit ami,

» J'ai entendu la montre au peut mieux. Je suis
bientôt gueri. J'ai été chez M. Deleau medecin.
Ne veut pas te faire du mal; tu diras à M. Orange
te portez vous. Je suis peut malade. J'ai vu les

bêtes; le lion la lionne le tigre l'elephat noix. La girdffe les singes l'ours. Beaucoups oiseaus beaucoup gros poissons les singes il y a mort, je vous embrasse la petite sœurs, etc. »

« Mon ami ,

» Je suis bien content. Je vais écrit une lettre , pour camarade; je suis malade de Coutance à Saint-Lo ; je ne suis pas malade Caen de Paris, se portez vous bien. J'ai été promener avec maman et Charles. J'ai été chez M. le curée à Charles. Le petit paysans ce portez vous bien. A Caen, j'ai été voir une grande maison d'ecole. Il y a beaucoup petit voiture de Paris. Je vous embrasse pour tous, etc. »

Voici l'exposé des lésions que l'examen le plus scrupuleux me fit découvrir.

La bouche était le siége d'une salivation abondante; les fosses nasales sécrétaient beaucoup de mucosités ; l'arrière-bouche laissait voir une rougeur habituelle, les amygdales étaient tuméfiées et indurées : l'enfant se plaignait souvent de céphalalgies intenses, qui étaient précédées ou suivies de dérangemens dans la digestion, et accompagnées d'un mouvement fébrile.

L'ouïe ne percevait le battement d'une montre

que lorsqu'on l'appliquait fortement sur les pavillons ou sur les apophyses mastoïdes.

Le pharynx présentait bien une altération chronique que l'on pouvait supposer être la première cause de la surdité ; mais on ignorait jusqu'à quelle partie de l'organe auditif cette cause avait porté ses ravages. S'était-elle bornée à rétrécir, obstruer les trompes d'Eustache? La caisse du tambour participait-elle à ces lésions ? S'étant déclarée dès l'enfance, et ayant agi pendant treize années sans interruption, et sans qu'on ait rien fait pour en arrêter la marche, ne pouvait-elle pas avoir atteint le labyrinthe ?

La sonde de gomme et les douches d'air levèrent toute incertitude, en indiquant au juste le siége du mal, et le lieu de l'organe auditif où il s'était arrêté. Malgré l'état inflammatoire de l'arrière-bouche, la sonde pénétra dans les trompes, et la douche d'air fit entendre un bruit muqueux qui avait lieu dans la caisse ; l'organe, laissé en repos pendant dix minutes, perçut le battement de la montre à trois pouces d'un côté, et à deux pouces de l'autre. Dès lors il me fut facile de conclure que le labyrinthe n'était pas malade, et je pus promettre, sinon une guérison complète, du moins une amélioration remarquable. Le succès surpassa mon attente ; un mois fut employé à la

résection des amygdales , au traitement de l'irritation locale et à la guérison d'une légère gastrite chronique. Pendant la durée du second mois, les trompes furent élargies, et toute l'oreille moyenne douchée une fois par jour. Après chaque séance, nous
observâmes des changemens dans les fonctions de
l'ouïe, qui aujourd'hui est aussi parfaite qu'on
peut le désirer, puisque les parens et moi avons
cru devoir cesser tout traitement, et nous borner
à un régime simple.

Le 3 janvier 1832, sa mère m'écrivit :

« Monsieur,

» Je puis vous annoncer avec plaisir que mon
fils continue d'être bien. L'air vif et froid de notre
pays *ne lui a rien fait perdre ; nous obtenons des
succès sur sa prononciation*, et un peu sur son
intelligence. Nous espérons qu'il ne commettra pas
d'imprudence, car nous le surveillons. Il travaille
avec courage, et il observe tout ce que vous lui
avez dit : son retour avec amélioration a fait bruit
dans notre pays.   Fme DAGUENET. »

Daguenet parle maintenant à voix basse (parole
aphonique) ; avant son traitement, tous les essais
que l'on avait faits pour arriver à ce résultat
avaient été inutiles. Étant à l'église, il élevait la

voix comme s'il eût causé dans les rues, avec ses petits camarades.

Il me reste encore à rapporter deux observations de surdi-mutité qui ne sont pas moins intéressantes que les précédentes.

Dix-neuvième observation.

Charles Lebreton, de Louviers, âgé de 18 ans, était affecté de surdité depuis son enfance; à l'âge de 5 ans, ayant été pris de la rougeole, il resta sujet à de fréquens accès de fièvres dites bilieuses et catarrhales : on l'astreignit assez long-temps à un vésicatoire appliqué sur la région épigastrique , auquel on fit succéder un cautère au bras gauche, qui suppurait encore lorsqu'il me fut présenté le 26 juillet 1830.

Ce jeune homme n'entendait le battement d'une montre que lorsqu'on l'appliquait sur les pavillons de l'oreille ; il le distinguait mieux par le temps sec que lorsqu'il était humide. Depuis quelques années seulement, les conduits auditifs étaient le siége d'une sécrétion purulente; les membranes du tympan étaient rouges et épaissies: le pharynx portait aussi les traces d'une phleg-masie chronique. En faisant souffler le malade, le nez et la bouche fermés, il disait ne pas sentir l'air arriver sur les faces internes des membranes du tympan ; l'expérience de la sonde m'a prouvé qu'il disait vrai. Il se plaignait de bourdonnemens sourds, et de fréquens maux de tête qu'il attribuait plutôt à la grande aptitude qu'il mettait à écouter qu'à une indisposition physique. Ce jeune homme parlait peu, n'émettait que de petites phrases prononcées à demi-voix et avec une articulation très vicieuse. Il substituait beaucoup de sons à d'autres ; les sifflans *s*, *z*, *j* étaient remplacés par les explosifs *t*, *k*. Quoiqu'il eût fréquenté les colléges, ses tournures de phrases étaient très bizarres, et n'étaient bien comprises que par les personnes habituées à l'écouter souvent : il se trompait surtout dans l'emploi des temps des verbes ; jusqu'à un âge avancé, il s'était aussi mépris dans l'usage des pronoms, comme le font tous les jeunes enfans affectés de demi-surdi-mutité.

Malgré la phlegmasie bien appréciable de l'oreille moyenne, mon moyen d'exploration ordinaire fit des prodiges, et nous connûmes bientôt que toute la partie de l'organe située dans le rocher était parfaitement saine. Trois douches d'air, *et notez bien*, avant tout autre traitement, firent entendre le battement de la montre à huit et dix pouces.

Pouvait-on alors douter des résultats du traitement? Le malade et ses parens pouvaient-ils refuser les petites opérations qui devaient être pratiquées ?...... Quelle satisfaction de pouvoir exercer son art dans des cas qui ne laissent aucune incertitude sur le choix des moyens curatifs!!!

Les inflammations furent traitées par les remèdes ordinaires, tels que les fumigations gutturales, les saignées locales, et par un régime adoucissant; lorsque la suppuration et la rougeur des conduits auditifs furent dissipées, ainsi que la phlogose de la gorge, la sonde et les douches d'air rendirent l'ouïe parfaite. Le traitement ne dura que deux mois. Pour compléter la cure, le jeune Lebreton reçut des leçons de prononciation du maître de mes jeunes élèves anciennement sourds-muets.

Vingtième observation.

L'histoire du demi-sourd-muet qui fait le sujet de cette observation va donner lieu à une discussion d'un haut intérêt. Cet enfant a été examiné par M. Itard, qui a décrit son état dans une consultation que je rapporterai et que je placerai en regard de la description de la maladie écrite par son père. Viendront ensuite mes réflexions déduites du traitement que j'exposerai, et des résultats obtenus jusqu'à ce jour.

Auguste T***, aujourd'hui âgé de 8 ans, fut soumis à l'observation de M. Itard, en juillet 1828; voici la consultation de cet honorable médecin :

« Les observations auxquelles j'ai soumis le jeune enfant pour lequel j'ai été consulté m'ont laissé voir une surdité peu intense, et que la turbulence, l'inattention continuelle, l'agitation nerveuse, qui se font remarquer de prime abord dans l'état de ce même enfant, rendent fort difficile à apprécier. Quelle que soit, au reste, l'intensité de l'affection acoustique, elle est tellement subordonnée à la perturbation des fonctions cérébrales, que celle-ci devient en quelque sorte la maladie dominante, ou du moins accuse une cause dont la cophose n'est qu'une dépendance. C'est donc contre cette affection morbide du cerveau que le traitement doit être dirigé. Cette affection, outre les symptômes que j'ai déjà indiqués, se trouve encore manifestée par l'indocilité de l'enfant, par l'alternative d'agitation et de somnolence, par la saillie des yeux et par les circonstances commémoratives, dont les plus remarquables ont été le développement tardif du sentiment de la propreté et des fonctions de la locomotion.

» Les deux principales indications que présente

cette maladie sont d'établir une sorte de dérivation dans le voisinage de l'encéphale, et de faire usage des calmans généraux. Je conseille donc :

» 1°. L'application d'un séton à la nuque, et tous les mois, à la même époque, sur les lèvres de ce même séton, huit sangsues dont on provoquera le saignement pendant trois heures ;

» 2°. L'usage des bains mucilagineux, composés avec une décoction de racine de guimauve, d'une demi-douzaine de têtes de pavots et de cinq à six poignées de pariétaire. Ces bains seront donnés tous les deux jours à la température de vingt-cinq à quarante-neuf degrés, et l'enfant y restera pendant une heure.

» Cette maladie est une de celles dont le traitement médical exige le plus impérieusement le concours des moyens moraux : c'est par ceux qu'on puisera dans une éducation spéciale, basée sur le caractère de l'enfant et dirigée avec autant de patience que d'intelligence, qu'on arrivera à régulariser les fonctions cérébrales et à fortifier celles de l'oreille. *Signé* I. »

Paris, ce 11 juillet 1828.

Je vais rapporter maintenant les réponses que fit le père d'Auguste aux questions suivantes sur

1°. L'origine de la surdité ;

2°. L'habitation ;

3°. Le régime de vie ;

4°. Les maladies antérieures à l'affection de l'organe de l'ouïe ;

5°. Les accidens survenus pendant la surdité ;

6°. Le degré et les variations de la surdité ;

7°. Les bruits, les bourdonnemens, etc. ;

8°. Les remèdes employés.

« Mon fils est âgé de 8 ans. On suppose que la
» surdité est de naissance; toutefois on observe qu'à
» l'âge de 2 ans, et lorsqu'il ne parlait pas encore,
» il a fait une chute fort grave dans un escalier d'où
» il s'est précipité, la tête en avant, de la hauteur
» de douze marches ; son bourrelet a prévenu
» tout accident dangereux et il n'en est résulté
» aucune blessure.

» L'habitation où il a été élevé est fort saine.

» Son exposition est au midi , donnant sur un
» jardin, à l'abri des vents et éloignée du bruit.

» Cet enfant a été allaité par sa mère ; depuis il
» a toujours vécu à peu près comme ses parens ; il
» ne boit jamais de vin.

» A l'exception d'une rougeur très récente , il
» n'a jamais eu de maladie de peau ; il est sujet
» à d'assez fréquentes migraines, qui occasionent
» des maux de cœur, des vomissemens, et, par
» suite, une forte lassitude dans toutes les join-
» tures et une douleur de tête à la nuque.

» Aucun accident remarquable ne s'est présenté
» vers les différentes parties du corps, si ce n'est
» cependant d'assez forts saignemens de nez. Cet
» enfant a été sujet à d'assez fréquentes conges-
» tions cérébrales, qui, toutefois, n'ont jamais
» pris un caractère fort sérieux ; les contrariétés
» agissaient et agissent encore sur lui d'une ma-
» nière violente. Plus jeune, chaque contrariété
» un peu forte était suivie d'une espèce d'assou-
» pissement assez prolongé.

» La surdité dont il est affecté subit de consi-
» dérables variations ; l'état de l'atmosphère n'y
» influe en rien ; cependant nous avons remar-
» qué qu'elle était plus forte et plus longue à
» disparaître dans les mois de mars et d'avril.
» Elle est toujours devenue plus intense à la suite
» des migraines dont j'ai parlé et des accidens
» dont il a été question précédemment ; elle est
» souvent devenue plus grave à la suite de vio-
» lens exercices dans un temps chaud. Ainsi,
» quand l'enfant s'échauffe extraordinairement en
» jouant, il est probable que le lendemain il en-
» tendra moins : dans ces circonstances, le visage
» est extrêmement rouge et vultueux.

» Dans ses bons momens, et alors qu'il est dis-
» posé à faire attention, il entend assez bien en lui
» parlant fort lentement.

9

» Pendant ses momens de surdité, il entend un
» bourdonnement très fort dans ses oreilles ;
» il cherche quelquefois à le faire entendre aux
» autres.

» La grande surdité disparaît petit à petit, et
» au bout de sept à huit jours il revient dans son
» état ordinaire. Pendant cette grande surdité, la
» parole est engorgée. Il y a concordance remar-
» quable entre l'amélioration de l'ouïe et celle de
» la prononciation.

» Il n'a été employé de remèdes que l'apposition
» d'un vésicatoire au bras gauche, et l'application
» de sangsues aux oreilles ; il en est toujours ré-
» sulté du bien par rapport à ses affections de la
» tête, et fréquemment une amélioration plus ra-
» pide dans l'ouïe. »

La consultation donnée par M. Itard et les réponses à mes questions font connaître qu'il y a
maladie périodique du cerveau ou de ses membranes et une surdité rémittente dont les exacer-
bations semblent se rattacher à l'affection de l'organe encéphalique ; mais ce que nous n'apprenons
pas par ces écrits, ce sont les rapports intimes
des causes prochaines, ou leur indépendance
complète. La surdité n'est-elle qu'un épiphénomène
nerveux, ou bien reconnaît-elle elle-même une

cause matérielle, ayant son siége en totalité ou en partie dans l'organe de l'ouïe? Avant de répondre, étudions un accès.

Auguste entre en pension chez moi le 9 juin 1831. Le 12, un accès a lieu ; voici ce que j'observe : le soir, il semble agité ; son regard est sévère (1) ; il s'irrite et cherche à battre les domestiques ; il dort peu ; il rêvasse. Le 13, sa figure est colorée, il parle difficilement ; il n'entend plus; il porte sa main à l'occiput, où il dit ressentir une douleur compressive. Sa langue est rouge sur les bords et vers la pointe ; son centre est couvert d'un enduit dit bilieux. Le cœur bat avec force; le pouls est plein ; la chaleur générale semble être portée à l'intérieur et surtout concentrée vers la tête. Pour ramener les fonctions à l'état de santé, une saignée était indiquée. L'expérience avait constaté toute son efficacité; mais avant d'en venir à cette opération , il était important de décider si c'était cette congestion générale agissant sur

––––––––––––––––

(1) La figure de T*** exprime parfaitement bien l'état habituel ou momentané de ses dispositions morales; on lit sur son front qu'il jouit d'une intelligence peu commune, on y devine même qu'il sera doué d'un caractère décidé, ferme, que sa conduite ne dément pas.

chaque organe pris individuellement qui empê-
chait le libre exercice de leurs fonctions, ou bien
si cet obstacle à la faculté de parler, d'entendre ,
de voir avec précision n'était que le résultat de
l'action de la congestion sur l'organe encéphalique, comme semblait l'indiquer la douleur ressentie à la partie postérieure de la tête. S'il eût été
possible de dégorger les organes de la parole , les
globes oculaires et leurs annexes, en laissant obé-
rées les autres parties de la tête, la question eût
été résolue; car, en cas de lésions de fonctions par
congestions d'organes pris individuellement, on
eût vu la parole et la vision se rétablir. Dans le
cas contraire, ces lésions eussent persisté jusqu'à
la disparition de l'affection cérébrale. Eh bien !
ce qui ne pouvait s'accomplir pour la bouche et
l'œil a pu s'opérer pour l'oreille. Une partie qui
la compose, la trompe d'Eustache, habituellement
malade, de même que les environs de son embouchure , recevaient pendant les accès une nouvelle
quantité de sang qui obstruait le passage de l'air
atmosphérique, ce qui a été prouvé sur-le-champ
par une douche d'air; l'ouïe a repris sa manière
d'être accoutumée ; donc le cerveau ne participait pas à la cophose.

De ce diagnostic il est résulté les changemens

qui se sont opérés dans les sens de T***. Ses accès ont été enlevés par le régime, les saignées, l'exercice, etc. La surdité a été traitée par la résection des amygdales et mes moyens accoutumés pour élargir la trompe d'Eustache. L'éducation des organes vocaux a été faite ensuite avec assez de facilité. Auguste parle mieux maintenant que les jeunes gens de 14 et 17 ans qui font le sujet des observations dix-huit et dix-neuf. Il serait superflu d'ajouter d'autres réflexions; d'ailleurs nous aurons occasion de voir de semblables observations chez des personnes âgées affectées simultanément de maladies de cerveau et de lésions idiopathiques de l'organe de l'audition. L'histoire d'Auguste serait incomplète, si je ne transcrivais pas quelques uns de ses écrits. Ces lettres confirment bien l'état de demi-surdi-mutité de leur auteur.

« Du 26 septembre 1831.

»Auguste set ecri a son papa et pis sa maman auguste ecri bien bien lir 3 petit danTan est né cri auguste les bien con ten pour les voir la pen son auguste est con ten voir petit sol da. »

« 9 novembre 1831.

» Monsieur deleau je l'aime bien parce qu'il n'a
pas fait mal à auguste à la saignée et au vésicatoire
monsieur deleau tavail beaucoup les messieurs et
mis quelque chose au nez. »

CINQUIÈME MÉMOIRE.

CHAPITRE VIII.

DE LA NÉCESSITÉ DE FONDER EN FRANCE UN ÉTA-
BLISSEMENT DESTINÉ AU TRAITEMENT AURICULAIRE
ET ORAL DES SOURDS-MUETS QUI EN SONT SUSCEP-
TIBLES (1).

À des époques bien éloignées, on pourrait même
dire de siècle en siècle, on a vu quelques médecins s'adonner au traitement des maladies de
l'oreille. Les uns y ont été poussés par le désir
d'innover ou par la noble ambition de signaler
leur nom par quelques découvertes utiles ; les autres ont su profiter de leur position à la tête de
grands établissemens de sourds-muets pour se
procurer, sans efforts et sans études préliminai-
res, une spécialité médicale. Quels sont ceux qui

(1) Ce Mémoire est du docteur Borom, médecin à Véze-
lise, département de la Meurthe. Les observations qui le
terminent ont été recueillies sous mes yeux.   D.

ont le plus avancé la pratique de l'art de guérir ? Loin de nous de vouloir répondre à cette question, qui est entièrement du ressort des académies. Cependant les recherches que nous allons exposer sur les traitemens chirurgicaux des sourds-muets donneront un aperçu de notre opinion.

Sous le rapport des lésions de l'organe auditif ou de ses annexes, les sourds-muets devraient être divisés par classes, comme nous en avons des exemples pour toutes les autres maladies qui affectent les appareils organiques. Le médecin qui étudie l'état pathologique du poumon sait distinguer les affections de son enveloppe pleurale de celles de son tissu propre ; il ne confond pas la phlegmasie chronique de la muqueuse avec l'endurcissement, l'obstruction des vésicules bronchiques. Corvisart a étudié, classé, établi le diagnostic des ulcérations du cœur et de ses annexes. Les uns et les autres ont su, par leurs observations pratiques et leurs méthodes savantes, reconnaître le malade dévoué à la mort de celui qui devait, par leurs soins, ou vivre valétudinaire, ou recouvrer une brillante santé.

Pourquoi donc les lésions de l'oreille, chez les sourds-muets, n'auraient-elles pas les mêmes destinées ? Pour cet appareil organique seulement la médecine serait impuissante ? L'œil cataracté dés

l'enfance trouvera une main habile pour le rendre sensible à la lumière, réfractée et réfléchie
par tous les corps qui nous environnent! Quoique
plus délicat dans sa composition , dans les arran-
gemens de tissus que le sens auditif, cet organe aura
sur celui-ci, pour la pratique médicale, l'immense
avantage d'être accessible à nos soins ! Erreur !
l'ignorance seule, jusqu'ici, en a été la cause. Telle
est, du moins, notre opinion, fondée sur les travaux
de l'institution des sourds-muets de Paris, sur
ceux du docteur Itard, et sur les recherches du
docteur Deleau jeune.

D'autres auteurs pourraient aussi appuyer notre
conviction sur cette haute question; mais nous
négligerons d'en parler, afin qu'on n'ait pas occasion de nous dire que leurs écrits sont peu authen-
tiques et les faits qu'ils ont recueillis trop peu
multipliés.

Nous commencerons par l'exposé des recherches de l'institution des sourds-muets.

Cette école a vu le jour par les sacrifices , l'assiduité et le dévouement de l'abbé de l'Épée. Sa
renommée est parvenue aux oreilles des rois, qui
ont voulu récompenser son digne chef. Mais qu'ils
l'avaient mal compris! qu'ils avaient mal jugé son
cœur! Tout dévoué à ses élèves, il désirait exclusivement pour eux. Sa vraie satisfaction, disait-il,

était dans leur bien-être et toute sa gloire dans leur instruction. Cet homme modeste, si grand par ses principes, si honorable par son dévouement, appréciait tous les avantages de la parole, même pour les sourds-muets complets. Il eût secondé, il n'en faut pas douter, les efforts des hommes de l'art qui se seraient livrés à l'étude des lésions de l'ouïe ; malheureusement il ne s'en est pas présenté.

Sous l'abbé Sicard, l'école a pris un aspect tout différent ; le nombre des élèves s'est accru, la publicité a pris les devants sur l'instruction, le public a été fasciné par les séances d'apparat ; la pratique de la parole s'est éteinte ; le chef a brillé, a séduit par ses titres.

C'est là la brillante époque de l'école. Quant aux écrits du maître, ils ne nous apprennent rien sur la possibilité de traiter les sourds-muets ; cependant nous verrons que c'est sous lui que les principales tentatives ont été faites pour rendre l'ouïe à quelques uns de ces infortunés.

Aujourd'hui, sous la direction de M. Ordinaire, arrivé trop tard à la place qu'il occupe, l'instruction et les moyens de communication d'idées surtout semblent prendre une tout autre direction.

A l'imitation des institutions d'Angleterre, de Hollande, de Pologne, de Suisse, etc., on y en-

seigne le langage oral. Sans doute les sourds-
muets complets n'en retireront jamais que des
avantages imparfaits; mais quel trésor que la parole pour ceux qui, confondus avec eux, entendent
assez pour syllaber, ou seulement émettre par le
secours de l'ouïe les principaux sons simples de
leur langue maternelle! Si, après avoir appris à
écouter, l'art leur rend une ouïe plus fine, leur
voix sera alors toute formée à la parole à laquelle
ils s'adonneront sans contrainte, et avec peu d'efforts de la part de ceux qui seront chargés de les
instruire.

De telles assertions suffisent, nous pensons,
d'être énoncées pour être comprises, elles n'ont
besoin d'aucune preuve; seulement il serait essen-
tiel de démontrer combien cette éducation aurait
contribué à fixer l'attention des médecins sur l'état
pathologique de l'organe auditif. Observant, chez
leurs jeunes malades, mille nuances de sensibilité
pour percevoir les bruits, pour saisir plus ou
moins bien les élémens de la parole, et pour connaître assez la nature des sons vocaux et les imiter, ils eussent senti qu'un tel organe était atteint
de maladies plus ou moins graves, sujettes à des
améliorations, à des rechutes, à la chronicité et à
la destruction, comme toutes les lésions des autres
organes des sens, et comme toutes les affections

des tissus qui composent les appareils de fonctions. Alors, ils auraient conclu de leurs observations que l'oreille est accessible aux agens thérapeutiques, même chez les personnes affectées de cophose de naissance, et ils auraient compris que, dans chaque État, les gouvernemens devraient fonder des établissemens destinés au traitement des sourds-muets qui en sont susceptibles.

L'administration actuelle des sourds-muets de Paris a senti la nécessité de ces asiles et tous les avantages qui en résulteront ; déjà, par les rapports qu'elle a publiés, la nécessité de traiter les sourds-muets y est démontrée d'une manière péremptoire. S'il était des esprits assez peu justes, assez peu doués de sagacité pour nier cette proposition, il suffirait pour les désabuser de leur présenter les documens suivans.

D'après un tableau publié en 1828, on a constaté dans le royaume de Prusse que le nombre des sourds-muets est plus grand à compter de l'âge de 5 à 12 ans qu'à compter de l'âge d'un an à 5. Ce renseignement important de statistique prouve que beaucoup d'enfans ne sont sourds-muets que bien long-temps après leur naissance, et que les maladies du bas âge sont souvent la cause de cette infirmité. Que de chances de succès aurait le médecin instruit dans les maladies de l'oreille, si on sou-

mettait ces infortunés à son examen dès le début
de ces maladies ! Cet espoir se trouve confirmé
dans un ouvrage intitulé : *Troisième circulaire de
l'Institut royal des sourds-muets de Paris*,
page 130 : « Sur cent deux enfans dont les parens
» ont fourni des renseignemens à l'Institution de
» Paris en 1831, trente-sept sont devenus sourds
» après leur naissance, sept ont perdu l'ouïe dans
» la première année de leur existence, treize dans
» la seconde, sept dans la troisième, un dans la
» quatrième, cinq dans la cinquième et quatre
» dans la huitième. En examinant les causes
» de la surdité, l'on trouve que huit cas se sont
» déclarés à la suite de fortes convulsions causées
» par les douleurs de la dentition ou par la
» frayeur ; dix à la suite de fièvres erratique, cé-
» rébrale, nerveuse, scarlatine, inflammatoire,
» putride, catarrhale ; deux cas sont survenus
» à la suite de la rougeole, six à la suite d'une
» maladie vermineuse, d'un dépôt sous l'oreille,
» d'une forte angine, d'une chute, d'un refroidis-
» sement et d'une violente ophthalmie causée par
» un vice scrofuleux ; sept cas de surdité sont
» attribués à de fortes maladies dont les parens
» n'indiquent pas la nature. Enfin, quatre enfans
» ont perdu l'ouïe sans qu'il soit possible de rap-
» porter cette privation à quelque maladie grave,

» et cependant on a la certitude qu'ils n'étaient
» pas sourds en naissant, puisqu'ils avaient parlé
» avant qu'on se fût aperçu de leur surdité. »

Et plus bas, page 132, on lit :

« L'institution de Prague présente des documens
» sur cinquante-quatre sourds-muets. Sur ce nom-
» bre, trente-cinq sont devenus sourds après leur
» naissance à la suite de maladies compliquées
» de l'enfance ou de graves accidens. »

Même page :

« Il résulte des renseignemens recueillis par
» l'institution de Leipsick que, sur les cinquante et
» un élèves qu'elle contient, vingt-deux seulement
» sont sourds-muets de naissance. Parmi ceux qui
» sont devenus sourds après leur naissance :

» Quatorze ont perdu l'ouïe par la fièvre scarla-
» tine ;

» Six par la petite-vérole et la rougeole ;

» Deux par la fièvre nerveuse ;

» Un par un coup sur la tête ;

» Un par un refroidissement ;

» Un par des spasmes épileptiques ;

» Quant aux quatre autres, qui entendaient au
» commencement, et qui ont perdu l'ouïe plus
» tard, on ne connaît pas la cause de leur in-
» firmité. »

Page 133, nous trouvons encore :

« Sur les dix élèves que contient l'institution de
» Dresde, deux seulement sont nés sourds-muets
» et sont frères ; la plupart des autres ont perdu
» l'ouïe par la fièvre scarlatine ou la fièvre brû-
» lante, à l'âge de 2 ou 3 ans.

»Depuis sa fondation jusqu'en 1829, l'institution
» de Harfort a reçu deux cent soixante-dix-neuf
» élèves. Sur ce nombre, cent trente-cinq étaient
» atteints d'une surdité accidentelle.

» Dans vingt-deux cas, la surdité a été occasio-
» née par la fièvre scarlatine ;

» Dans six, par des maladies fiévreuses ;

» Dans sept, par la rougeole ;

» Dans deux cas, par l'inflammation cérébrale ;

» Dans un cas, par la petite-vérole ;

» Dans un autre, par la coqueluche.

» Si, de l'ensemble des faits que nous venons
» de citer, *disent les auteurs de l'ouvrage*, nous
» ne sommes pas en droit de conclure que la sur-
» dité accidentelle est plus fréquente que la sur-
» dité congéniale, ils prouvent du moins que la
» première se reproduit plus souvent qu'on ne le
» pensait jusqu'à présent, *et que dès lors il est*
» *permis de concevoir l'espérance qu'à l'aide de*
» *nombreuses recherches, on pourra parvenir un*
» *jour à connaître les causes de cette infirmité.* »

Certes, en 1832, lors de la publication de cette troisième circulaire, cette espérance était depuis long-temps réalisée! Comment se fait-il donc qu'elle ait été méconnue? Le rapport du docteur Deleau jeune, adressé à l'administration des hospices de Paris, imprimé en 1829 dans le *Bulletin universel des sciences*, a été distribué aux académies et même envoyé à l'institution de la rue Saint-Jacques, car ce médecin s'était empressé de se rendre aux vœux de cette école, imprimés dans sa deuxième circulaire.

Il est prouvé dans ce rapport que, sur neuf sourds-muets, trois étaient atteints d'obstruction des trompes d'Eustache. Ce diagnostic, annoncé après avoir exploré l'oreille moyenne, fut confirmé par le traitement, et surtout par le développement de l'ouïe chez ces infortunés.

Devrait-on ainsi oublier les travaux de nos compatriotes? Attendrons-nous que des étrangers nous révèlent leur pratique? Aurait-on dû ainsi méconnaître celle de ce praticien suivie par un grand nombre de médecins étrangers, parmi lesquels nous avons remarqué les docteurs David Patrick de Glascow, Doucet de New-York, Hurtado de Madrid, Pagani de Milan, Rudolphi fils de Berlin, Moller de Copenhague, Clot-Bey d'Abou-Zabell? etc., etc.

Ces étrangers nous apprendront-ils comment on explore l'oreille moyenne ; quel est l'effet des douches d'air portées dans cette cavité? A quoi servent donc les rapports de l'Académie des sciences quand on imprime dans le même quartier où elle tient ses séances :

« Nos relations ne nous ayant procuré aucun
» document sur l'hygiène et les expériences médi-
» cales sur la surdité, cette division a disparu
» pour faire place à la statistique, sur laquelle
» nous possédons des renseignemens importans. »

Après de tels oublis, on devrait peut-être conseiller à nos compatriotes de porter leurs belles découvertes en pays étranger ; sans doute qu'alors elles seraient plus tôt connues en France.

Ayant suivi nous-même pendant quatre années les expériences du docteur Deleau jeune, et connaissant, comme on le verra, tous les détails de sa pratique, nous ne pouvions nous dispenser d'exprimer notre surprise en lisant le livre que nous venons de citer.

Nous passons aux essais du docteur Itard, qui nous donneront, non pas des présomptions sur la possibilité de guérir la surdité chez beaucoup de sourds-muets, mais une certitude complète.

La pratique de cet honorable médecin, relative à ses essais sur les sourds-muets, compte deux époques , une qui s'étend de 1811 à 1818, et la seconde qui comprend les années 1825, 1826 et 1827. Dans son ouvrage, imprimé en 1821 , on lit :

« Pendant plusieurs années , j'ai cru que les
» surdi-mutités avaient toujours pour cause la
» paralysie du nerf labyrinthique; mais des re-
» cherches ultérieures m'ont fait découvrir des
» causes plus palpables de cette infirmité; j'ai
» rencontré deux fois la caisse remplie de con-
» crétion d'apparence craïeuse, et deux autres fois
» par des végétations produites par la membrane
» qui la tapisse; un cinquième m'a offert un en-
» gouement de matière gélatineuse, etc., etc. *Ainsi*
» *toutes les causes de la surdi-mutité peuvent*
» *être toutes celles qui affaiblissent ou détruisent*
» *l'audition dans l'adulte.* »

Maintenant nous allons nous convaincre que les traitemens tentés par ce médecin sont encore plus concluans en faveur de notre opinion que les au-topsies cadavériques qu'il a pratiquées.

« Ce que j'ai dit des causes de la surdité de nais-
» sance ou du bas âge fait assez voir que le traite-
» ment de cette cophose se compose des moyens
» déjà indiqués en traitant de chaque espèce de
» surdité dont celle-ci peut offrir le caractère. Si
» j'en ai fait une espèce particulière, c'est seule-

» ment à cause de ses conséquences et des phéno-
» mènes qu'elle présente, bien plus que sous le rap-
» port de sa nature et de son traitement, qui sont
» à peu près les mêmes que dans la surdité de
» l'âge adulte : on peut en dire autant du pronos-
» tic. Ce qui rend les traitemens infructueux, c'est
» qu'ils sont presque toujours tentés aveuglément,
» par l'impossibilité où l'on est, dans la plupart
» des cas, de connaître la nature de la surdité (1)
» chez un être qui ne peut pas lui-même nous
» fournir aucun renseignement. »

Quelques lignes plus loin, cette persuasion intime de la possibilité de guérir quelques sourds-
muets fait dire au docteur Itard : « Dans ces co-
» phoses congéniales, les moyens rationnels sont
» bientôt épuisés, et l'on se trouve réduit à la
» méthode empirique ; je ne conseille pas de la dé-
» daigner... Tous les moyens qui ont eu des suc-
» cès constatés et qui ne présentent aucun danger
» sont bons aux yeux des praticiens (2). »

---

(1) Cet aveu seul prouve combien mes recherches sur les maladies de l'oreille moyenne étaient désirées.   D.

(2) Ces conseils étaient bons lorsque la médecine était ré-
duite à un aveugle empirisme. Des moxas ont eu quel-
fois d'heureux résultats ; faut-il donc brûler tous les sourds-
muets ?   D.

A la suite de ces réflexions, l'auteur rapporte plusieurs guérisons de surdi-mutités opérées par divers médecins, et termine ce chapitre du traitement par trois observations qui lui sont propres.

« La femme P*** me présenta un de ses enfans, » âgé de 4 ans et demi, doué d'une bonne consti- » tution, mais privé complétement de l'ouïe et de » la parole... Je me décidai à tenter l'application » du cautère actuel sur l'une et l'autre apophyse » mastoïde ; la suppuration devenue copieuse, on » s'aperçut de quelques signes d'audition... Bien- » tôt le rétablissement de l'ouïe se manifesta avec » la plus grande évidence. Dix-huit mois après » l'opération, cet enfant parlait assez distincte- » ment, ou, pour mieux dire, prononçait des » mots. » (Docteur Itard, ouvrage cité.)

La deuxième observation est à peu près semblable à celle que nous venons de rapporter. C'est encore au moyen des exutoires que la guérison fut obtenue : l'enfant n'était âgé que de 3 ans.

Enfin, le nommé Dietz, âgé de 15 ans, a recouvré l'ouïe par la perforation de la membrane du tympan ; la caisse du tambour était complétement engouée. M. Itard fit lui-même l'éducation auriculaire et orale de ce jeune homme. Cette cure eut lieu en 1811.

Depuis cette époque, qu'a-t-on fait pour le soula-

gement des sourds-muets? Non seulement on a
négligé de les traiter, mais on a aussi abandonné
leur éducation si bien commencée par les soins du
docteur Itard. Ils sont tous condamnés, pour
ainsi dire, au langage imparfait des signes. Pourquoi n'a-t-on pas suivi les conseils donnés par ce
médecin, et surtout pourquoi n'a-t-on pas fondé
une institution exclusivement destinée au traitement et à l'instruction orale des jeunes sourds-
muets? À la fin de son ouvrage, M. Itard adresse
les mêmes plaintes, sinon d'une manière aussi
explicite, du moins aussi concluante. Voici ce qu'il
dit : « De fréquens exercices, de nouveaux efforts,
» une patience infatigable, levèrent en partie ces
» derniers obstacles (relatifs à l'instruction). Je
» les aurais peut-être surmontés entièrement *si ,*
» *maître des localités et des circonstances ,*
» j'avais pu séparer mes sourds-muets de tous
» leurs condisciples (1), *et proscrivant ensuite*
» *toute espèce de signes entre eux, les forcer de*
» *recourir exclusivement à la parole.* Au lieu de
» cela, il fallut me contenter de leur faire cultiver

----

(1) Depuis une demande adressée au Ministre de l'intérieur par l'administration des Sourds-Muets pour obtenir
l'autorisation de faire parler des enfans , M. I*** ne croit
plus cette séparation nécessaire.   D.

» sous mes yeux, et seulement pendant une heure
» ou deux par jour, ces laborieuses acquisitions
» de l'organe de la parole : aussi n'obtins-je qu'un
» succès incomplet.... »

Voilà l'analyse succincte de la première époque des essais du docteur Itard ; la seconde, que l'on pourrait nommer la reprise de ses travaux, a été déterminée par les désirs des membres de l'administration des Sourds-Muets, et par les conclusions d'un rapport fait à l'Institut par le docteur Magendie, conclusions que nous ferons connaître à la fin de cet essai.

C'est dans trois rapports adressés à l'administration des Sourds-Muets de Paris que nous allons puiser de nouvelles preuves à l'appui de la thèse que nous soutenons. Le premier est daté du mois d'août 1825. C'est un extrait du dernier chapitre de l'ouvrage de M. Itard sur les maladies de l'ouïe, dont nous venons de donner une analyse succincte. Il est terminé par les propositions suivantes :

« 1°. Arrêter que dorénavant tous les sourds-
» muets admis à l'institution passeront, en y en-
» trant, une semaine à l'infirmerie, où sera cons-
» taté le degré et, s'il est possible, la nature de leur
» surdité, laquelle sera de suite traitée ;

» 2°. Autoriser le médecin de l'institution à

» faire les mêmes tentatives sur ceux des élèves
» déjà reçus, qui pourraient lui paraître dans des
» circonstances favorables à la réussite. »

La pensée de M. Itard est bien exprimée dans
ces deux propositions ; cependant, pour la rendre
complète, il aurait dû y ajouter cette troisième,
qu'il reconnaît lui-même comme tout à fait indispensable :

3°. Aussitôt que les enfans seront jugés capables
de recouvrer l'ouïe, ils seront entièrement séparés
des autres sourds-muets incurables, afin d'oublier
le langage des signes.

Ces dispositions (excepté la dernière) furent
prises par l'administration des Sourds-Muets et
autorisées par le Ministre de l'intérieur.

Les premiers résultats sont consignés dans deux
rapports publiés en 1827 dans la *Revue médicale*.

M. Itard rassembla cent vingt élèves de l'institution, qui furent tous, sans aucun choix, soumis
au cathétérisme de la trompe d'Eustache, et aux
douches d'eau portées dans la caisse du tambour.

Ces opérations furent facilement pratiquées sur
beaucoup d'élèves ; c'est à dire que la sonde et l'eau
parcoururent toute l'oreille moyenne dès la première tentative, et il n'en résulta aucun signe
d'audition. Il n'en fut pas de même pour tous les
enfans qui furent sondés difficilement : « Ceux-ci

» présentèrent, dit M. Itard, deux sortes d'amé-
» liorations dans le sens de l'ouïe; l'une a con-
» sisté dans l'aptitude acquise de percevoir les
» sons confusément, mais vivement et d'une ma-
» nière douloureuse. Ce qui est très remarquable,
» c'est qu'elle s'est développée de préférence chez
» quelques uns de nos élèves les plus profondé-
» ment sourds. J'ai quelques raisons de croire
» que, si on avait pu cultiver cette sensibilité de
» l'oreille par des exercices méthodiques, on au-
» rait pu la régulariser et l'amener au rhythme
» naturel de l'audition.

» La seconde espèce d'amélioration dont il me
» reste à parler appartient plus visiblement à une
» augmentation naturelle de la sensibilité acous-
» tique. Elle s'est fait remarquer, contrairement
» à l'autre, de préférence chez les sourds les
» mieux entendans. Ce changement était tel que,
» dès le second ou troisième jour du traitement,
» les sourds du troisième et du quatrième degré
» se trouvaient élevés aux second et troisième, de
» sorte qu'une foule de sons vocaux, confusément
» entendus auparavant, l'étaient alors d'une ma-
» nière distincte. »

Les recherches statistiques sur les causes de la
surdité d'un grand nombre de sourds-muets faites
par les institutions que nous avons citées, les au-

topsies pratiquées par M. Itard, les cures intéressantes qu'il rapporte dans son grand ouvrage, les
résultats des opérations qu'il a tentées en 1825 et
1827, et enfin l'éducation auriculaire et orale à laquelle il s'est livré, et qui aurait eu de grands
succès si, comme il le dit lui-même, ses élèves
n'eussent pas été confondus avec un grand nombre
de sourds-muets complets, communiquant entre
eux par le langage mimique, suffiraient pour prouver la nécessité de fonder un établissement destiné
au traitement médico - chirurgical d'un grand
nombre de cophoses accompagnées de mutisme.
Peut-être les succès que nous venons de citer ne
sont pas suffisans, puisque M. Itard lui-même les
trouve incomplets ; sur ce point nous sommes du
même avis.

Mais nous différons essentiellement sur les divers modes de traitement et sur les moyens de
diagnostic surtout, qui naguère n'étaient nulle-
ment en rapport avec la sensibilité de l'organe de
l'ouïe ; ils consistaient en des instrumens trop
grossiers pour parcourir des canaux aussi délicats,
presque toujours irrités, et enflammés chez les
sourds qui offrent quelque chance de succès ; il
fallait donc recourir à des agens explorateurs nouveaux ; il fallait une dextérité manuelle éprouvée
par le temps, une oreille exercée aux bruits et

aux sons que l'on fait naître dans la cavité tympanique saine ou malade, et dans les trompes d'Eustache plus ou moins rétrécies, engouées, etc., etc. C'est ce que nous avons rencontré dans les expériences et les succès du docteur Deleau jeune. Nous n'essaierons pas d'en faire le récit, il serait trop incomplet : nous renvoyons, pour plus amples renseignemens, aux rapports faits à l'Institut par MM. Percy, Magendie, Geoffroy Saint-Hilaire, Savart, etc., et aux mémoires déposés à cette académie depuis plusieurs années, et qui doivent, dit-on, bientôt paraître.

Nous allons nous borner à rapporter quelques observations recueillies sous les yeux de ce médecin; nous osons espérer qu'elles obtiendront l'approbation de nos maîtres.

On n'a pas sans doute oublié que l'Académie des sciences a confié aux soins du docteur Deleau quatre jeunes sourds-muets, parmi lesquels on compte Honoré Trézel et Alphonse Dussault. C'est le premier qui est chargé de développer les facultés d'écouter et de parler chez les enfans qui font le sujet des observations suivantes.

Vingt et unième observation.

Surdi-mutité de naissance ou du bas âge. Lueur d'audition à 5 ans, développée par quelques douches d'air... Traitement complet à 11 ans. Voix agréable; exercice de la parole facile.

Célestine Bardoulat, aujourd'hui âgée de 11 ans, fut présentée au docteur Deleau jeune, en 1828, par les docteurs Vavasseur et Bardoulat; elle était sourde et muette ; elle n'entendait ni le battement des mains ni le bruit retentissant d'une casserole en cuivre fortement frappée avec une tige de fer. A l'âge de 8 mois, étant en nourrice aux Batignolles, elle fut affectée, dit M. Vavasseur, d'une gastro-entérite grave, accompagnée de muguet aphtheux, qui n'a cédé qu'aux soins les plus minutieux et les plus attentifs de sa mère. Depuis elle fut sujette aux épistaxis et aux maux de gorge.

Il y a quelques années, dit encore M. Vavasseur, persuadé qu'il était possible de remédier à l'infirmité de la jeune Célestine, je la conduisis avec son oncle chez le docteur Deleau jeune, dont je connaissais les brillans travaux sur les maladies de l'oreille. Ce médecin reconnut que le cas était de ceux qui sont accessibles au moyen qu'il met tous les jours en usage avec tant de succès. Il pro-

posa aux parens de prendre l'enfant en pension
pour la soumettre au traitement qu'il croyait nécessaire, et pour faire ensuite l'éducation des organes auditifs et vocaux. Cette proposition ne put
être agréée; car, quoique le prix de la pension fût
très modéré, la position de fortune des parens ne
leur permit pas de profiter de cette faveur.

L'existence d'une cophose occasionant le mutisme était facile à constater. Les amygdales, fortement tuméfiées, indurées, donnèrent à penser
que toute l'oreille moyenne était engouée ; il s'a-
gissait aussi de constater si l'oreille interne participait à cette lésion, ou si les nerfs auditifs étaient
atteints de paralysie. Un diagnostic dans un cas
aussi compliqué chez un enfant si jeune, compre-
nant à peine quelques gestes, eût été difficile à
établir, pour ne pas dire impossible, par des médecins qui ne s'occupent pas spécialement des maladies d'oreille ; il le fut cependant en un instant, au
moyen d'une sonde de gomme élastique portée
dans les trompes d'Eustache ; par son aide, un
courant d'air vint indiquer l'engouement muqueux des caisses du tambour. Assez d'air resta
momentanément dans ce réservoir pour donner
aux membranes du tambour la faculté de vibrer,
d'augmenter l'amplitude de leurs mouvemens et
de transporter ainsi les sons jusqu'au labyrinthe.

L'enfant donna aussitôt des signes d'audition. Les jours suivans, même opération et résultats encore plus certains. En conséquence, le pronostic ne fut plus douteux ; un avenir moins triste pour l'enfant consola les parens. En attendant cette époque si désirée, le docteur Deleau leur recommanda de cesser tous les signes mimiques, afin de forcer les organes de la bouche à s'habituer aux mouvemens multipliés et délicats qu'exige l'acte du langage parlé ; ce conseil fit merveille ; Célestine prêta l'oreille aux sons de voix les plus distincts ; elle les imita, et à l'aide de la vue elle apprit à émettre des mots ou du moins des syllabes. En voici quelques unes : *Telète* pour *Céleste*, *Taure* pour *Laure*, *tel* pour *sel*, *pobe* pour *robe*, etc., etc.

Le 28 janvier 1834, ces mots lui furent articulés à voix très haute près de l'oreille ; mais ils ne purent être répétés : l'enfant n'y parvint qu'en voyant le mouvement des lèvres.

Dans l'espace de six ans, c'était bien peu de chose que d'avoir appris quelques monosyllabes, compris seulement par les parens : *Il eût mieux valu, dira-t-on, communiquer avec cette jeune fille par les signes naturels ou institués ; l'instruction n'eût pas été autant négligée.*

L'instruction par le langage des signes !!! Voyez ses brillans résultats chez les sourds-muets qui

rentrent chez leurs parens, sortant de nos institutions ; observez-les dans les ateliers, confondus
avec les individus qui parlent, alors vous connaî-
trez leur position malheureuse ! Comparez-les avec
Célestine lorsqu'elle aura atteint sa 13ᵉ ou 14ᵉ année, alors vous jugerez ! Mais laissons cette digres-
sion pour nous occuper de la seconde époque du
traitement.

Janvier 1834, époque d'examen et de commencement d'un traitement médico-chirurgical, fut
aussi marqué par les bontés de la reine, qui aida
les parens de Célestine dans leurs dépenses.

Le traitement fut commencé par la résection des
amygdales : après la cicatrisation des plaies, le
docteur Deleau porta profondément la sonde dans
le tube gutturo-auriculaire droit ; la résistance fut
peu prononcée ; l'air introduit dans l'oreille y développa aussitôt l'ouïe. De jour en jour on entendit
le bruit muqueux de la caisse, qui était très fort
dès le début, diminuer d'intensité ; les mucosités
prirent leur cours naturel, et l'oreille moyenne
enfin s'habitua à son nouvel état, et ne renferma
plus que son élément naturel, l'air : aujourd'hui
l'ouïe en est la conséquence. Il n'en fut pas de
même pour l'oreille gauche : la sonde ne pénétra
d'abord qu'à deux lignes, puis à trois ; un mois ou
deux après, elle parvint à s'enfoncer à un demi-

pouce ; l'air poussé par la pompe foulante se fit
jour à travers la portion osseuse du conduit d'Eustache et arriva dans la caisse ; d'abord on n'entendit qu'un *léger bruissement sans écho*, c'était un
filet d'air qui parvenait à la surface interne de la
membrane tympanique; plus tard, lorsque la sonde
pénétra plus avant, ce fut une colonne qui percuta
cette cloison : dès lors l'audition se révéla de ce
côté à la jeune malade, qui en fit part avec la joie
la plus vive; aujourd'hui, elle prétend que cette
oreille, d'abord si rebelle, est plus sensible aux
sons vocaux que la droite.

L'instruction de Célestine marche avec son ouïe;
elle prononce tous les sons élémentaires de la parole, elle les assemble sous la dictée d'Honoré Trézel; elle trace leurs caractères écrits, qu'elle sait,
dans les livres, reconnaître sous les formes multi-
pliées et bizarres qu'on a données à ces signes figuratifs des sons. Grâce aux méthodes du
docteur Deleau, cette chère enfant et ses camarades
arrivent, avec peu d'effort, à la connaissance du
langage oral et du langage écrit, et leur maître
n'éprouve que peu de peines, parce qu'elles peuvent étudier seules, résultat heureux pour l'étude
de la lecture.

Célestine est placée dans une pension de jeunes
demoiselles, où elle a su captiver l'amitié de toutes

ses jeunes compagnes ; mais, quoique entourée de mille soins, il lui faudrait, pour stimuler son zèle pour la parole, de jeunes sourdes-muettes comme elle en voie de guérison.

Vingt-deuxième observation.

Surdi-mutité complète chez une jeune fille de dix ans ; développement de l'ouïe sous l'influence d'un traitement général et local ; rechutes fréquentes ; sons de voix rudes et sourds ; parole saccadée.

Le traitement de la jeune Bardoulat ne fut entravé que par une seule rechute provoquée par une fièvre éruptive dont elle fut atteinte le 1er mai 1833. Le mal de gorge qui accompagnait cette maladie n'agit que sur l'évasement de la trompe ; le centre resta élargi, comme le prouvèrent la sonde et l'injection de l'air faite dans l'oreille moyenne pendant la convalescence.

Constance Poron, qui fait le sujet de cette observation, fut, au contraire, pendant une année, assujettie à des rechutes fréquentes et d'une gravité qui aurait pu décourager le médecin. Dans un cas pareil, il fallait aussi pour réussir rencontrer des parens ayant une confiance à toute épreuve et plaçant le bien-être à venir de leur enfant au des-

sus de toutes ces petites considérations que l'on
rencontre trop souvent dans les familles, telles que
l'idée de se priver de son enfant, de lui voir supporter quelques douleurs, accompagnée de l'incertitude de la réussite, etc., etc. Les rechutes ne
consistaient pas seulement en des rétrécissemens
momentanés, comme il en survient souvent dans
les surdités dites muqueuses; elles étaient toujours
des tuméfactions inflammatoires, indolentes, qui
commençaient par les ailes du nez, se propageaient
dans la gorge, les trompes d'Eustache et la caisse
du tambour; les membranes du tympan même
rougissaient et suppuraient quelquefois. Qu'on
juge des difficultés que présentait le traitement
chez une jeune sourde-muette, ne donnant aucun
renseignement sur les instans d'invasion de ces
accidens et sur la douleur ressentie vers les organes auditifs...

Voici les renseignemens fournis par le père de
Constance :

« M. Deleau, je viens vous faire part des re-
» marques nouvelles que j'ai faites sur ma petite
» fille, que déjà deux fois nous vous avons con-
» duite, et à laquelle vous avez fait subir deux fois
» aussi l'épreuve de la sonde. La tenant sur mes
» genoux, je lui fis entendre, avec un ton de voix
» assez élevé, les mots *papa, maman*. A plusieurs

» reprises, elle mit ses mains sur ses oreilles, in-
» diquant par là que le bruit lui faisait mal ; mais
» aussi elle répéta bien distinctement le mot *papa*,
» quoique sa position ne lui permît pas de voir
» sur mes lèvres les mots que je prononçais. Nous
» avons remarqué aussi qu'elle comptait sur ses
» doigts d'une manière exacte le nombre de fois
» que j'avais appelé ou *papa* ou *maman*. Ensuite
» elle parut fatiguée, et se plaignit de la tête ;
» nous avons, d'après cette observation, osé croire
» que cela rentrait dans les symptômes que vous
» nous avez indiqués : si l'ouïe revient, avez-vous
» dit, la sensibilité de l'oreille sera extrême et
» demandera beaucoup de ménagement. Notre pe-
» tite, dont le nez est quelquefois dans un état à
» ne pas pouvoir y introduire la sonde, est sou-
» vent trois à quatre mois sans y laisser remar-
» quer d'irritation à l'intérieur, ce qui nous laisse
» croire qu'il n'y a rien de scrofuleux, comme
» vous sembliez le craindre. J'ai été forcé d'en-
» trer dans tous ces détails afin que vous sachiez
» quelle sera la conduite que vous devez tenir à
» son égard. Elle a maintenant 9 ans, je la crois
» encore bien jeune pour la séparer de sa mère ;
» il n'y a que si vous le jugiez urgent que je
» me déciderais à le faire avant l'âge de 11 ou
» 12 ans, etc., etc. »

Le 18 mai 1833, Constance, âgée de 9 ans, fut de nouveau présentée au docteur Deleau jeune. Elle avait donné, après avoir été sondée les deux premières fois , des signes certains d'audition ; il en fut de même cette troisième. Le docteur ***, de Troyes , fut témoin avec nous de cette dernière expérience ; il vit avec quelle difficulté la sonde pénétra dans la trompe, il entendit les bruits muqueux produits dans la caisse par l'air injecté. Il put juger que l'engouement était complet. Le docteur Deleau nous fit aussi observer que, par ses gestes et l'expression de sa figure, la jeune patiente éprouvait une douleur beaucoup plus vive que les autres enfans qui venaient d'être sondés devant nous, signe certain, quand on sonde avec habileté, d'une phlegmasie chronique de toute l'oreille moyenne prête à passer à l'état aigu. Ce diagnostic fut confirmé par la couleur rosée des membranes du tympan.

Le traitement dut commencer par les dérivatifs et les révulsifs externes et internes , et chaque quinze jours on avait soin de constater les effets par le cathétérisme de la trompe d'Eustache : quand la sonde put pénétrer facilement, quand l'air injecté vint frapper toute la face interne de la membrane du tympan , l'ouïe se développa d'une manière remarquable, non seulement par la perception des bruits et des sons vocaux , mais aussi par les changemens qui s'opérèrent dans le caractère de l'enfant : sérieuse et triste jusqu'alors , Constance devint gaie et enjouée, son regard fut plus vif et ses manières plus affectueuses.

Le temps était venu d'exercer l'ouïe aux sons vocaux ; mais pendant les huit premiers mois toutes tentatives furent inutiles ; Constance ne voulut pas se prêter aux exercices de ce sens ; il parait que la perception des sons était loin de lui être agréable comparativement à ce qui s'est passé chez la jeune Bardoulat les premiers mois qui suivirent le développement de l'ouïe. Constance est restée bien au dessous pour l'instruction : elle reçoit cependant des soins depuis une année, tandis que la première n'est en traitement que depuis six mois.

Les causes de ce retard proviennent :

1°. De la nature et de l'étendue de l'affection de l'oreille;

2°. De la surdité complète jusqu'à l'âge de 10 ans;

3°. Enfin de l'inaction des organes de la parole pendant tout ce temps.

Aujourd'hui, en juillet 1834, toutes deux savent syllaber , et ne tarderont pas à lier les mots. Célestine parle avec ses jeunes compagnes de pension ; Constance passera plusieurs mois encore avant de pouvoir le faire. Les progrès de toutes deux seraient beaucoup plus rapides si elles étaient dans la même pension, qu'elles pussent converser ensemble, et surtout si elles avaient constamment près d'elles une personne chargée de leur parler, comme on le fait pour des individus qui commencent à apprendre une langue.

Vingt-troisième observation.

Surdité de naissance chez un enfant de 7 ans. Audition développée en quelques mois. Rechute complète, suite d'un rhume de gorge intense. Sons de voix agréables et doux ; parole facile, accentuée.

Dans le courant de 1832, Jules, âgé de 7 ans, fut présenté au docteur Deleau, par M. Brongniart, membre de l'Institut, qui le mit dans une pension de Paris, et en paya généreusement tous les frais.

Jules, affecté d'une surdité complète dès sa naissance, ou au moins dès son bas âge, ne prononçait aucun mot ; il ne savait ni se moucher ni cracher ; il marchait mal ; élevé dans une campagne, il ne connaissait pas même les signes naturels.

Toute l'oreille moyenne était engouée et les

trompes d'Eustache fortement rétrécies ; aussi la sonde ne pénétra dans ces conduits qu'après plusieurs mois de tentatives répétées presque chaque jour ; lorsqu'enfin l'air arriva dans la caisse, ce jeune enfant entendit le chant d'un serin , qui lui causa un plaisir infini ; il ne fut pas moins surpris d'ouïr le bruit d'un vilebrequin avec lequel il s'amusait ; il entendit le son de la cloche de Saint-Laurent (il demeurait rue du Faubourg-Saint-Martin).

Il fut très étonné du bruit qu'il faisait en mangeant ; le cri d'une lime l'importunait, ainsi que le bruit des voitures, etc. Bientôt sa voix et sa parole se développèrent ; celle-là acquit en très peu de temps une justesse et un timbre remarquables ; celle-ci fut facilement comprise par toutes les personnes qui l'entendaient : il sut bientôt connaître les caractères de notre écriture, syllaber et lire. Mais, tandis que les organes vocaux se prêtaient à tous les efforts de l'art, l'ouïe, malgré toute sorte de soins, se reperdait. Nous étions en hiver ; Jules demeurait loin de chez son médecin ; tous les jours, on le lui conduisait, souvent par la pluie ou la neige ; il fut atteint d'un rhume violent, l'inflammation se propagea jusqu'à l'oreille moyenne ; les sondes , les douches d'air, les purgatifs et les exutoires, rien ne put détruire l'engorgement de ces conduits , qui avait déjà été si rebelle la première fois. Malgré cet événement fâcheux , son digne protecteur n'en continua pas moins ce qu'il avait si généreusement commencé ; Jules continua d'apprendre à parler en voyant le mouvement des lèvres. Il sait lire maintenant, et a acquis un beau caractère et des manières fort agréables.

Nul doute que si Jules eût été traité dans un établissement où on eût pu le garantir du froid et de l'humidité, il n'eût conservé son ouïe. Le docteur Deleau a été très affecté de cette rechûte grave. On ne peut que gémir avec lui de l'incurie et de l'insouciance inconcevables de tant de personnages regorgeant de richesses prodiguées à des futilités , tandis qu'il leur serait si honorable , à l'exemple de M. Brongniart, d'en sacrifier une partie au soulagement de tant de malheureux.

Vingt-quatrième observation.

Demi-surdi-mutité chez un enfant âgé de 7 ans; voix assez exercée; parole avec suppression des sons ou bruits sifflans f, s, ch , *des nasales, an, in, on, un, et du bruit* r. *Transmutation des explosifs,* b, d, g, en p, t, k *ou* c.

Édouard G***, de Paris , fut présenté au docteur Deleau , en 1835, par le docteur Laguerre, médecin de sa famille ; à une certaine distance, il n'entendait que les sons de voix les plus graves ; près de l'oreille, il ne percevait ni les bruits sifflans ni les sons nasaux ; il ne savait pas lire. Toute l'oreille moyenne était engouée, et l'orifice de la trompe d'Eustache rétréci. Les glandes amygdales, fortement engorgées, furent enlevées ; la sonde de gomme élargit les conduits gutturaux de l'oreille ; l'engouement fut dissipé par les douches d'air, et les rechutes furent prévenues par un exutoire.

Édouard a appris à lire chez le docteur Deleau par les soins d'Honoré Trézel ; il parle bien maintenant ; ses constructions de phrases sont régulières, et il ne supprime plus aucun son dans les mots. Le 20 juillet dernier, il a soutenu une conversation assez longue avec le docteur Amussat.

Vingt-cinquième observation.

Demi-sourd-muet âgé de 15 ans ; langage incompréhensible ; surdité incurable ; bienfaits de l'instruction des organes de la parole.

Charles de P*** a été affecté, dans son enfance, de maladies très graves qui occasionèrent la surdité dont il est atteint. Nous ne croyons pas en devoir faire ici l'histoire, puisque le docteur Deleau a jugé que l'ouïe ne pouvait être rendue à ce jeune homme ; nous voulons seulement parler de sa prononciation et de son langage , afin de prouver qu'on a commis une grande faute en laissant languir les organes de l'intelligence et ceux qui servent à l'expression de nos pensées , non dans l'inaction, mais sous le poids de nos méthodes d'éducation vicieuses et nuisibles aux enfans ordinaires , et, à plus forte raison, à un malheureux qui n'entend que quelques syllabes dans les phrases prononcées près de lui.

Une note de M. son frère, datée de février 1834, va nous faire connaître ce qu'il en est résulté.

« Charles prononce assez bien les voyelles, sauf
» l'*e* muet, qu'il prononce souvent *u* et quelque-
» fois *ou*. De *g* il en fait un *k ;* il transforme
» souvent *n* en *t;* il dit *tatalie* ou *tatai* pour *Na-*
» *talie ;* il prononce difficilement *r ;* presque ja-
» mais il n'a pu répéter les mots *rire, écrire ; s ,*
» *x , z ,* n'ont jamais été bien dits ; il prononce
» habituellement *moqueu* pour monsieur, *paper*
» pour papier, *quai* pour *sait*. »

Voici quelques unes de ses phrases.

Maman Louis et ca deux ouer dames , au lieu de : Maman , Louis a joué avec Charles aux dames. *Louis paidou un,* au lieu de : Louis a perdu une fois. *Ca ché bonne maman va ché beau,* au-lieu de : Charles aime bien à aller chez sa bonne maman. *Ca ché moquen Douteau*, au lieu de : Charles ira chez M. Deleau.

Si ce jeune homme eût été instruit à l'âge de 7 ans, comme Édouard, serait-il donc privé aujourd'hui, à l'âge de 15 ans, de la faculté de *communiquer avec ses semblables ?* Nous n'hésitons pas à le dire, sa position est plus malheureuse que celle d'un sourd-muet complet. Sans doute, les soins qu'il reçoit chez le docteur Deleau rendront sa parole plus facile ; elle sera comprise ; il régularisera son langage ; mais qu'il en eût été autrement s'il eût profité des exercices de l'ouïe et de la parole dans sa première enfance! Ce n'est donc pas à tort que nous réclamons une institution spéciale.

Il existe encore une classe d'enfans affectés de cophose, qui réclament les bienfaits d'une institution où ils trouveraient à s'exercer dans l'étude de la parole, art qu'ils perdent presque toujours, soit qu'on les confonde parmi les sourds-muets, soit qu'on les laisse grandir dans leur famille : nous voulons parler des enfans qui, après avoir appris à parler, perdent l'ouïe à l'âge de 5 à 6 ans. Ces malheureux ne s'adonnent pas au langage des signes ; ils veulent parler et ne s'imaginent pas que leur son de voix est devenu désagréable et leur prononciation incompréhensible; ils veulent qu'on les écoute. Sourds pour leur voix comme pour celle des autres, les sons laryngés s'amaigrissent, les bruits formés dans la bouche sont exclus de leurs mots. Ils retranchent des syllabes; ils gardent en grandissant leurs expressions enfantines et n'en apprennent guère de nouvelles; les idées, loin de se développer, se rétrécissent; tout leur paraît arbitraire dans notre état de civilisation; ils deviennent irascibles et ne peuvent vivre en paix que dans une solitude profonde. Ces jeunes misanthropes ne redeviennent ce qu'ils étaient que près des personnes dévouées qui se prêtent à tout ce qu'ils veulent, qui conservent et développent leur langage : c'est ordinairement par l'écriture et la lecture qu'on y parvient, si on a soin cependant d'éviter les systèmes d'instruction adoptés pour les enfans qui entendent. Il leur faut une méthode basée sur la connaissance de la position et des mouvemens organiques du système buccal pendant l'acte de la parole.

Vingt-sixième observation.

Cophose à l'âge de 4 ans. Conservation de la parole par l'instruction.

Benjamin Dubois, de l'île de Ré, perdit totalement l'ouïe à l'âge de 4 à 5 ans. A la suite d'une maladie grave, ses oreilles suppurèrent. En 1828, quand on le présenta au docteur Deleau, il était âgé de 8 ans, les membranes du tympan étaient détruites en grande partie, et les conduits auditifs couverts de végétations. De telles lésions contre-indiquaient toute tentative de guérison; la cophose était, et est encore, complète. Benjamin ne savait pas lire; il comprenait seulement quelques mots par le mouvement des lèvres; il n'émettait les sons qu'à voix basse; les petites phrases qu'il composait n'étaient intelligibles que pour ses parens.

Il resta une année chez le docteur Deleau, où il fut instruit gratuitement; les soins qu'on lui prodigua ne furent pas perdus : cet enfant parle maintenant très bien; il peut communiquer avec tout le monde. Il est actuellement pensionnaire à l'institution des sourds-muets de Paris, où il peut servir de modèle à ceux qui apprennent à parler

(175)

en voyant les mouvemens des organes de la parole (1).

Il se trouve aussi à l'institution un second Benjamin devenu sourd à l'âge de 5 ans; nous les
avons entendus tous deux; on peut les comparer
et s'assurer de la bonté des deux méthodes qui
ont servi au développement de leur instruction.

Le docteur Deleau a instruit plusieurs autres
enfans qui étaient dans l'état du jeune Dubois :
ils ont tous fait de grands progrès dans l'art de
parler. Nous ne citerons plus que la jeune Émélie
Cheruy, qui a perdu l'ouïe à l'âge de 4 ans et
demi : elle habite maintenant Caurel, dans l'ar-
rondissement de Reims; sa voix et sa prononciation sont très agréables ; étant d'un caractère gai
et enjoué, elle s'est habituée promptement à l'u-
sage de la parole.

———

Dès l'année 1823, M. de Magendie, membre de

____

(1) Le 6 novembre 1834, Dubois a paru en séance pu-
blique à l'Institution des Sourds-Muets. M. Ordinaire a annoncé qu'il avait été instruit chez moi dans l'étude de la lecture et de la prononciation. Je ne puis trop remercier ce
digne maître de toute sa sollicitude pour les malheureux enfans placés sous sa direction et de son empressement à
suivre mes succès.   D.

l'Institut, avait prédit d'aussi beaux résultats de la pratique du docteur Deleau. Déjà, à cette époque, il avait la même conviction que nous sur la nécessité de s'occuper activement des malheureux sourds-muets. Les conclusions qui terminent un de ses rapports à l'Académie des sciences conviennent à notre thèse.

« Vos commissaires pensent que les efforts de M. Deleau pour rendre à la vie sociale des êtres que la nature semble en avoir en grande partie séparés sont dignes des éloges de l'Académie ; ils vous proposent d'engager M. Deleau à fonder un genre d'enseignement ou d'éducation qui doive être compté au nombre des améliorations de la condition humaine. »

TABLE

DE LA DEUXIÈME PARTIE,

INTITULÉE :

EXTRAIT D'UN OUVRAGE INÉDIT SUR LE TRAITEMENT
DES MALADIES DE L'OREILLE ;

IN-8°. PARIS, 1830.